現場のお悩み
ズバリ解決！

循環器の高齢者"診療術"

監修 代田浩之　編集 荒井秀典　大村寛敏

南江堂

■ 監　修
代田　浩之　　順天堂大学大学院医学研究科循環器内科学　教授

■ 編　集
荒井　秀典　　国立長寿医療研究センター　病院長／老年学・社会科学研究センター長
大村　寛敏　　順天堂大学大学院医学研究科循環器内科学　准教授

■ 執　筆（執筆順）
平敷安希博　　国立長寿医療研究センター循環器内科　医長
絹川真太郎　　北海道大学大学院医学研究院循環病態内科学　講師
小原　克彦　　愛媛大学社会共創学部地域資源マネジメント学科　教授
田中　友規　　東京大学高齢社会総合研究機構／東京大学大学院医学系研究科加齢医学講座
飯島　勝矢　　東京大学高齢社会総合研究機構　教授
海老原　覚　　東邦大学大学院医学研究科リハビリテーション医学講座　教授
杉浦　彩子　　豊田浄水こころのクリニック　副院長
内田　育恵　　愛知医科大学耳鼻咽喉科　准教授
橋本　拓弥　　北里大学循環器内科学
阿古　潤哉　　北里大学循環器内科学　教授・副院長
安達　　仁　　群馬県立心臓血管センター心臓リハビリテーション部　部長・副院長
池田　義之　　鹿児島大学大学院医歯学総合研究科心臓血管・高血圧内科学　講師
大石　　充　　鹿児島大学大学院医歯学総合研究科心臓血管・高血圧内科学　教授
石橋　亮一　　君津中央病院糖尿病・内分泌・代謝内科　医長
横手幸太郎　　千葉大学大学院医学研究院内分泌代謝・血液・老年内科学　教授
加藤　明彦　　浜松医科大学医学部附属病院血液浄化療法部　病院教授
大村　寛敏　　順天堂大学大学院医学研究科循環器内科学　准教授
奥原　祥貴　　兵庫医科大学循環器内科・冠疾患内科　講師
増山　　理　　JCHO 星ヶ丘医療センター　院長
江頭　正人　　東京大学大学院医学系研究科医学教育学部門　教授
赤水　尚史　　和歌山県立医科大学内科学第 1 講座　教授
長谷川　浩　　杏林大学医学部総合医療学　教授
原　　英彦　　東邦大学医療センター大橋病院循環器内科　准教授
東條美奈子　　北里大学医療衛生学部リハビリテーション学科　准教授
小川　純人　　東京大学大学院医学系研究科加齢医学講座　准教授
遠藤　英俊　　国立長寿医療研究センター老年内科　部長
永澤　元規　　大阪大学大学院医学系研究科老年・総合内科学
楽木　宏実　　大阪大学大学院医学系研究科老年・総合内科学　教授
吉田　正貴　　国立長寿医療研究センター泌尿器外科　副院長
德永　圭子　　JCHO 東京山手メディカルセンター栄養管理室　室長
丸山千寿子　　日本女子大学家政学部食物学科　教授

若杉　葉子	東京医科歯科大学高齢者歯科学分野	
戸原　玄	東京医科歯科大学高齢者歯科学分野　准教授	
岡本　慎	関西ろうさい病院循環器内科	
真野　敏昭	関西ろうさい病院循環器内科　部長	
井手口直子	帝京平成大学薬学部薬学科　教授	
野本憲一郎	国立長寿医療研究センター循環器内科	
庄司　繁市	仁真会 白鷺病院　院長	
稲葉　雅章	大阪市立大学大学院医学研究科代謝内分泌病態内科学　教授	
服部　英幸	国立長寿医療研究センター精神科　部長	
濱谷　広頌	東京大学医学部附属病院老年病科	
秋下　雅弘	東京大学医学部附属病院老年病科　教授	
浅井　俊亘	JA 愛知厚生連 海南病院老年内科　部長	
横山　広行	横山内科循環器科医院　院長	
下園　弘達	久留米大学医学部心臓・血管内科　助教	
福本　義弘	久留米大学医学部心臓・血管内科　主任教授・副院長	
猪又　孝元	北里大学北里研究所病院循環器内科　教授	
仲村　直子	神戸市立医療センター中央市民病院看護部	
石橋　明希	日本医科大学千葉北総病院医療連携支援センター	
清野　精彦	日本医科大学千葉北総病院　病院長／日本医科大学名誉教授	
大石　醒悟	兵庫県立姫路循環器病センター循環器内科　医長	
土井　貴仁	国立循環器病研究センター病院心臓血管内科部門	
安田　聡	国立循環器病研究センター病院心臓血管内科部門　部門長・副院長	
菅根　裕紀	国立循環器病研究センター病院心臓血管内科部門	
田原　良雄	国立循環器病研究センター病院心臓血管内科部門　医長	
長尾　建	日本大学病院循環器病センター　研究所教授	
渡邉　剛	国立長寿医療研究センター整形外科　医長	

序　文

　急速に高齢社会を迎えている私たちの社会で，循環器専門医はどのような医療を提供すべきだろうか．

　最近の高齢循環器疾患患者の増加とともに，循環器診療の内容も変化している．これまで循環器診療は主に救急の現場で急性期医療を提供することが中心だったが，現在は急増する高齢患者に急性期から慢性期まで，高齢者特有の病態に対応しなければならない．まずは，高齢者へのケアを基本として行い，次に循環器治療を提供することが当たり前の時代である．すなわちそれが，フレイルに代表される高齢者の病態への対応であり，また認知症への対応である．現在，フレイルには様々な定義が存在するが，その対応として栄養，運動指導や服薬指導から転倒防止まで多職種の総合的なアプローチが必要である．より重症になると，口腔ケア，誤嚥対策，肺炎予防も加わる．循環器の専門治療を提供する場合も，複数の併発症の診断と管理に加えて，その適応に社会的な判断が必要な場合も多い．積極的治療を控えなければならない場面も往々にしてある．入退院にあたっては集中治療を専門とする医療スタッフも，社会復帰だけでなく介護保険や在宅医療，そして退院先として老人ホームや介護施設などを念頭においた診療連携を意識する必要がある．認知症においては，その評価と対応に加えて，医療倫理的な側面も重要である．高齢者医療をいかに包括的に，かつ有効に提供できるかが，私たちのミッションのひとつになった．救急医療を得意としていた循環器チームにとって若干の発想の転換が必要である．

　本書『現場のお悩み ズバリ解決！循環器の高齢者診療"術"』では，循環器診療の現場で必要な高齢者への対応を，評価，治療，予防・管理，診療・介護ケア，倫理的問題に分けて，その分野のエキスパートに実践に即して解説していただいた．研修医から循環器専門医まで，幅広く利用できる手軽な一冊である．日常診療の一助になれば幸いである．

2019 年 3 月

監修者・編集者

目次

I 評価

1. 外来で"フレイル"の評価はなぜ必要？ ——————— 平敷安希博　2
2. "サルコペニア"と"フレイル"は違うの？ ————— 絹川真太郎　8
3. 簡単にできる認知機能評価やADL評価とは？ ——— 小原克彦　13
4. 簡単にできる栄養状態の評価とは？ ————— 田中友規，飯島勝矢　18
5. 簡単にできる嚥下機能評価とは？ ————————— 海老原　覚　24
6. 耳が遠い，認知機能に問題あり——どうやって医療面接する？
   ————————————————— 杉浦彩子，内田育恵　29
7. 典型的症状を示さない高齢者の虚血性心疾患はどう診断する？
   ————————————————— 橋本拓弥，阿古潤哉　34
8. 転倒しやすい患者はどうみつける？ ————————— 安達　仁　38

II 治療

1. フレイル高齢者の高血圧——どの降圧薬を選べばよい？
   血圧管理目標値はどれくらい？ ————— 池田義之，大石　充　44
2. フレイル高齢者の糖尿病はどう管理する？ —— 石橋亮一，横手幸太郎　50
3. CKDを合併した高齢者における降圧治療の注意点は？ — 加藤明彦　56
4. フレイル高齢者の虚血性心疾患に対する適切な治療は
   薬物療法か？　冠動脈血行再建術か？ ——————— 大村寛敏　61
5. フレイル高齢者に対する抗凝固療法はどう実践すればよい？
   ————————————————— 奥原祥貴，増山　理　69
6. 高齢者の慢性的貧血にどう対処したらよい？ ————— 江頭正人　78
7. 潜在性甲状腺機能低下症は治療しなくてもよい？ ——— 赤水尚史　83
8. 高齢者に対する不眠症治療のコツとは？ ——————— 長谷川　浩　89
9. フレイル高齢者に対するTAVIは何歳までが適応か？ —— 原　英彦　97

III 予防・管理

1. 高齢者のやる気を引き出すテクニックとは？ ── 東條美奈子 104
2. サルコペニアを予防するための工夫とは？ ── 小川純人 110
3. がんのスクリーニングをどうする？ ── 遠藤英俊 115
4. 超高齢者に減塩は必要？ ── 永澤元規, 楽木宏実 120
5. 夜間頻尿はどう対処する？ ── 吉田正貴 126
6. 高齢者の栄養管理は実際にどうすればよい？
   ── 徳永圭子, 丸山千寿子 133
7. 誤嚥性肺炎をどうやって予防する？ ── 若杉葉子, 戸原 玄 140
8. 末梢動脈疾患を合併する高齢者にフットケアを行う際の注意点は？
   ── 岡本 慎, 真野敏昭 146
9. フレイル高齢者に対する薬剤管理の工夫とは？ ── 井手口直子 153

IV 診療・介護ケア

1. 足のむくみを訴える高齢者が受診したら…… ── 野本憲一郎 164
2. 維持血液透析中の高齢者に対する循環器内科医の役割は？
   ── 庄司繁市, 稲葉雅章 170
3. 入院中のうつ・せん妄はどうすれば予防できるか？ ── 服部英幸 176
4. 嚥下機能低下や経口摂取困難なときの薬物療法は？
   ── 濱谷広頌, 秋下雅弘 185
5. 独居の高齢者に対する外来管理はどうする？ ── 浅井俊亘 190
6. 介護施設・在宅におけるケアのポイントは？ ── 横山広行 195
7. 病診連携を上手に利用する方法は？ ── 下園弘達, 福本義弘 200
8. 心不全を繰り返す高齢者──どうセルフケア支援を行えばよいのか？
   ── 猪又孝元 205

倫理的問題

1. 独居の高齢者が外来を受診しなくなったときに取るべき対応は？ ——————— 仲村直子　214
2. 認知機能に問題があり，代諾者もいない高齢者に対するインフォームド・コンセント——一体どうすればよい？ ——————— 石橋明希，清野精彦　219
3. 循環器疾患を合併する高齢者のエンドオブライフケア——どう考えて，どう対処する？ ——————— 大石醒悟　225
4. 集中治療が必要な高齢者に対する侵襲的治療（人工呼吸器・機械的補助循環・人工透析など）をどう考える？ ——————— 土井貴仁，安田　聡　231
5. DNARの考え方は？ ——————— 菅根裕紀，田原良雄　236
6. 循環器専門医が考えなければいけない緩和医療とは？ ——————— 長尾　建　242

Column

- MMSEは聴力の影響を受けやすい ——————— 杉浦彩子，内田育恵　33
- J型現象 ——————— 池田義之，大石　充　47
- 安定狭心症に対するPCIに一石を投じる衝撃の結果——ORBITA試験 ——————— 大村寛敏　67
- 便潜血陽性を見くびるなかれ ——————— 遠藤英俊　119
- NPC/N（非たんぱく質カロリー/窒素比） ——————— 徳永圭子，丸山千寿子　139
- RTH（ready-to-hung） ——————— 徳永圭子，丸山千寿子　139
- 薬物動態からみた対処法 ——————— 井手口直子　160
- 高齢者単独世帯の増加 ——————— 浅井俊亘　193
- 地域包括支援センター ——————— 浅井俊亘　193
- 膝痛を持つ患者への運動指導は？ ——————— 渡邉　剛　250

索引 ——————— 251

I. 評価

Ⅰ 評価

 外来で"フレイル"の評価はなぜ必要？

なぜ悩んでしまうのか？
- フレイルの定義がわからない．
- フレイルの評価法がわからない．
- 短時間の外来診察中に，なぜフレイルの評価が必要かわからない．

ズバリ解決!!
- 一般的に用いられているフレイルの定義および指標を知る．
- 施設内で，どのフレイルの指標を用いるかを統一して定める．
- 外来診療でフレイルの評価を行い，早期発見，早期治療に導き，健康長寿に貢献する．

▶ フレイルとは？

　フレイルは，「加齢に伴う予備能力低下のため，ストレスに対する回復力が低下した状態」であり，"frailty" の日本語訳として日本老年医学会が提唱した用語である．

　ヒトは加齢に伴い，転倒や日常生活における様々な障害，要介護の発生など，死亡の危険性が高まってくる．欧米では，この概念を "frailty" と表現し，日本では以前までは "虚弱" と訳されていた．"frailty" には，適切な介入により再び健常な状態に戻るという可逆性が包含されているが，"虚弱" という表現は，「加齢に伴って "不可逆的" に老い衰えた状態」といった印象を与えることが危惧された．そこで，2014年5月，日本老年医学会において予防の重要性を広く啓発するため，可逆性かつ動揺性のニュアンスを含め，新たに "フレイル" と呼称を決定した．フレイルを有する高齢者では，心血管疾患のリスクが上昇するため，循環器診療の現場で，フレイルの概念を理解し，適切な介入を行うことはますます重要となるであろう．

表1 J-CHS基準（長寿医療研究開発費事業 25-11「フレイルの進行に関わる要因に関する研究」班）

評価項目	判定基準
体重減少	6ヵ月で，2～3kg以上の体重減少
筋力低下（握力）	男性＜26kg，女性＜18kg
疲労感	（ここ2週間）わけもなく疲れたような感じがする
歩行速度	通常歩行速度＜1.0m/秒
身体活動	①軽い運動・体操をしていますか？ ②定期的な運動・スポーツをしていますか？ 上記の2つのいずれも「していない」と回答

▶ フレイルの診断基準は？

　フレイルの診断方法には統一された基準はない．本項では，Friedらによって報告された5つの表現型に基づくフレイル診断基準 Cardiovascular Health Study (CHS)[1]を日本版に修正し，より簡便かつ介護予防事業で用いられている基本チェックリストの質問を取り入れた指標である日本版CHS (J-CHS)を示す（表1）．5項目のうち3項目以上がフレイル，1～2項目該当で健常者とフレイルの中間としてプレフレイルと診断される．

　フレイルの判定には，研究プロジェクトによりいくつかの方法が用いられているが，基本的概念は国際的に概ね共通した理解が図られている．しかしながら，具体的な判定基準については，現時点で国際的なコンセンサスが十分に得られているとはいえない．日本で導入された基本チェックリスト[2]は，フレイルの身体的，精神・心理的，社会的側面を含む自己回答式の25の質問から成り立ち，要介護状態や死亡などの予測力に優れ，フレイルの一次スクリーニングとして用いることができる．現在日本でもこの基本チェックリストを用いた新たなフレイル基準も提唱されている．今後，フレイルの判定基準の簡便化や修正などにより，日本でより広く汎用されることを期待する．

▶ なぜ外来で"フレイル"の評価が必要か？

 フレイルの患者背景

　Friedの基準を用いると，現在日本の地域在住高齢者におけるフレイルの頻度は11.3%，プレフレイルを含めると68.3%と報告されている[3]．男性より女性に多く，

I 評価

高齢になるほどその割合が高くなるのが特徴である．日本は世界トップの高齢化に伴い，慢性心不全患者も増加の一途をたどっている．そのため，日本における循環器外来診療においては，現在でも非常に忙しく，今後は更に患者数の増加が見込まれる．プライマリケア外来では，患者1人あたりの診察時間は長くとも10分と報告され，多くの高齢患者に効率的な外来診療が必要である．その多忙な外来のなか，フレイルの評価に時間を費やすにはその評価の意義を理解する必要があるだろう．

ⓑ フレイルの評価が必要な理由とは？

1）早期発見，早期治療が改善の要

フレイルの改善には，早期発見，早期治療が最も重要である．フレイルとは，加齢に伴う様々な臓器機能変化や恒常性・予備能力低下によって健康障害に対する脆弱性が増加した状態である[4]（図1）．一方で，フレイルの概念は可塑性を特徴とし，フレイルやその前段階とされるプレフレイルで適切な介入ができれば，健常な状態に戻すことも可能である．

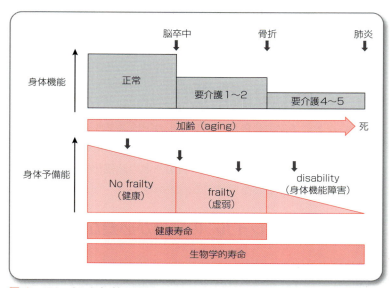

図1　フレイルと加齢の関係
（葛谷雅文. 日老医誌 2009; 46: 279-285 [4] を参考に作成）

2）介入点をみつけるヒント

　フレイル・プレフレイルと診断することにより，外来において新たな介入点を見い出すことが可能となる．循環器内科外来におけるひとつの問題点として，心血管のみの評価となりがちであることがあげられる．それにより，臓器別の縦割り的な視点による評価となり，高齢患者の特徴である多臓器における機能低下を見逃すおそれがある．多臓器の機能低下によりフレイルが進行している場合，他科の専門家への受診を勧めることもフレイルの改善において重要である．高齢者は多臓器による生理的な予備能低下を有するため，内科総合的な視点でフレイルの評価を行うことで，新たな介入点を発見しうる．たとえば，低栄養が疑われれば栄養指導，骨格筋の筋力低下を認めれば運動療法などで生活の質（QOL）が向上する可能性がある．ポリファーマシーがフレイルの原因となる場合もあり，薬物療法の見直しも視野に入れ治療方針を再検討できる．いずれにしても，高齢者においては，フレイル評価とともに栄養，運動，薬剤に関する包括的な評価・介入が必要となる．

3）社会的介入の必要性

　たとえば介護保険の申請を勧め，デイサービスなどの社会的なサポート受けることにより心不全の入院回避や心不全の Stage の進行[5]（図2）が回避できる．フレイルに該当する患者は，歩行補助具などを積極的に利用し，生活環境（独居など），介護認定や介護サービスの利用状況などを確認し，必要があれば社会的介入を促すべきである．

▶ フレイルと心不全の関連は？

ⓐ 心不全の新たな定義

　2017年，日本循環器学会/日本心不全学会が，一般向けの心不全の定義について新たに"心臓が悪いために，息切れやむくみが起こり，だんだん悪くなり，生命を縮める病気です"とした．高齢者は循環器疾患の合併率も高く，生理的な予備能力が低下してくるため，フレイルと重なる要素も含まれる．

ⓑ 心不全のステージ分類

　新たな概念として，「急性・慢性心不全診療ガイドライン（2017年改訂版）」[5]に，ステージA→B→C→Dと進展するに従って身体機能が徐々に低下していく状態に

I 評価

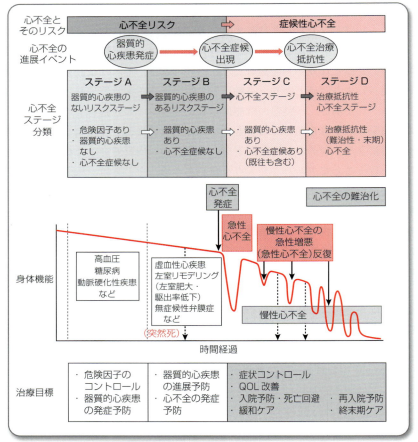

図2 心不全とそのリスクの進展イメージ
(厚生労働省. 脳卒中, 心臓病その他の循環器病に係る診療提供体制の在り方について, p.35, 2017を参考に作成)

ついて, 海外の指針に合わせてわかりやすく表現されている (図2). 一度心不全を発症すると身体機能は大幅に低下するが, 多くの患者ではもとの状態近くまで回復する. しかし, 急性増悪を反復すると, 身体機能は徐々に低下し, 最終的には死にいたる.

ⓒ 高齢心不全とフレイル

　特に75歳以上の後期高齢者が占める慢性期医療の現場においては，高齢であるだけでなく合併症や既往疾患など多岐にわたり複合的に疾患を有している患者が多く，それらに隠れて，あるいはそれらのベースとしていわゆる「フレイル」が存在しているといっても過言でない．フレイルと心不全との関連において，Health Aging and Body Composition（Health ABC）Studyから，自立した高齢者2,825例（平均74歳）の11.4年の追跡調査により，フレイルを有する患者では新規心不全発症のリスクが30％増加すると報告した[6]．椅子立ち上がり不可，歩行速度（<0.9m/秒）の有無によるフレイル基準（Gill index）では，該当しないものと比較して，1つ該当するものは1.4倍，2つ該当するものでは1.9倍と心不全の発症リスクが高かった．したがって，高齢者の心不全患者に対しては，心不全に対する標準的治療により心不全の悪化予防を行うだけでなく，フレイル予防まで含めた包括的な対策が重要になるであろう．

POINT

- フレイルの定義，概念を知り，診断法を身につけることより，高齢患者を総合的な視点で捉え，外来診療に活かすことができる．
- 外来でフレイルの評価を加えることにより，早期発見・早期介入が可能となり，フレイルの改善のみならず，心不全増悪による入院の予防，心不全のStage進行の予防に貢献できる可能性がある．

文献

1) Fried LP et al. Frailty in older adults: evidence for a phenotype. J Gerontol A Biol Sci Med Sci 2001; **56**: M146-M156
2) Sewo Sampaio PY et al. Systematic review of the Kihon Checklist: Is it a reliable assessment of frailty? Geriatr Gerontol Int 2016; **16**: 893-902
3) Shimada H et al. Combined prevalence of frailty and mild cognitive impairment in a population of elderly Japanese people. J Am Med Dir Assoc 2013; **14**: 518-524
4) 葛谷雅文. 老年医学におけるSarcopenia & Frailtyの重要性. 日老医誌 2009; **46**: 279-285
5) 急性・慢性心不全診療ガイドライン（2017年改訂版）
www.j-circ.or.jp/guideline/pdf/JCS2017_tsutsui_h.pdf（2019年3月閲覧）
6) Khan H et al. Frailty and risk for heart failure in older adults: the health, aging, and body composition study. Am Heart J 2013; **166**: 887-894

I 評価

2 "サルコペニア"と"フレイル"は違うの？

なぜ悩んでしまうのか？
- サルコペニアもフレイルも加齢に伴って進展し，両者の概念は重複する点が多い．
- フレイルがサルコペニアによるのか，サルコペニアがフレイルの臨床症状のひとつであるのかが未解決である．

ズバリ解決!!
- サルコペニアとフレイルの定義と概念から共通点と相違点を把握することが重要である．
- 両者とも複数の診断基準が示されており，その違いを理解し，日本で推奨されている診断基準を理解する．

▶ サルコペニアとは❓

　加齢に伴って起こる骨格筋の減少を示唆するサルコペニアという用語がRosenbergによって提唱された．2010年には欧州サルコペニアワーキンググループ（EWGSOP）が診断基準に関するコンセンサスを発表し，サルコペニアとは「身体的な障害やQOLの低下，および死などの有害な転帰のリスクを伴うものであり，進行性および全身性の骨格筋量および筋力の低下を特徴とする症候群」と定義された．骨格筋量は50歳以上では年間1～2％減少し，80歳までに30％が失われる．サルコペニアは加齢以外に明らかな原因がない一次性と，廃用，炎症，低栄養，臓器不全，悪性腫瘍，炎症性疾患，内分泌疾患などの加齢以外の要因による二次性に分類される．サルコペニアの有病率は定義や対象者によって大きく違っており，対象者が1,000人以上の大規模研究では6～12％である．サルコペニアは直接的に身体活動量の低下や転倒による障害発生を引き起こし，進行すれば要介護化の危険性を上昇させる．

▶ サルコペニアの診断と要因

　サルコペニアは統一された診断基準がなく，多くの基準が提唱されている．性や人種によってカットオフ値が異なっており，EWGSOP やアジアサルコペニアワーキンググループ（AWGS）から診断基準がそれぞれ示されている．定義に従い骨格筋量の減少が必須条件で，それに加えて筋力の低下あるいは身体機能の低下が合併した場合，サルコペニアと診断する（図 1）[1]．AWGS の診断基準において，骨格筋量の評価には DXA（二重エネルギー X 線吸収法）や BIA（生体電気インピーダンス法）が用いられ，四肢除脂肪量または四肢骨格筋量を測定し，身長の 2 乗で補正する方法が取られている．CT や MRI を用いた方法も研究されているが，いずれの方法もカットオフ値などのコンセンサスが十分に取れているとはいえず，今後の課題である．

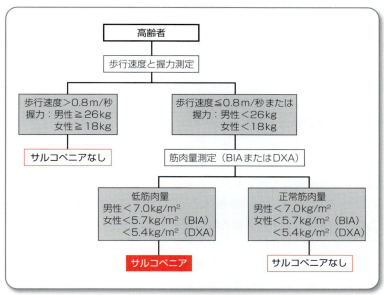

図 1　アジアワーキンググループによる診断基準
（Chen LK et al. J Am Med Dir Assoc 2014; 15: 95-101 [1] を参考に作成）

I 評価

表1 サルコペニアの要因

- 身体活動の低下
- 栄養（たんぱく）不足
- 筋たんぱく質同化抵抗性
- 骨格筋幹細胞（衛星細胞）の減少・活性化不全
- 神経・筋接合不全
- 酸化ストレス
- 炎症（TNF-α上昇，IL-6上昇）
- ホルモン（成長ホルモン，インスリン様成長因子など）分泌低下
- インスリン抵抗性
- ミトコンドリア機能低下
- アポトーシス
- ビタミンD低下，副甲状腺ホルモン上昇
- 筋肉血流低下
- 未知の液性因子

（葛谷雅文．日内会誌 2015; 104: 2602-2607 を参考に作成）

　老化の進行に影響を及ぼす内因性・外因性の現象のすべてが，筋肉の質や量に影響を及ぼす可能性がある．加齢による原発性サルコペニアの要因は多数報告されており，多因子が関与していると想定されている（表1）．

▶ サルコペニアとフレイル

　※フレイルについては前項（「I-1. 外来で"フレイル"の評価はなぜ必要？」）も参照．

　「サルコペニア診療ガイドライン」[2] および「フレイル診療ガイド」[3] では，サルコペニアは「筋肉量の減少を主体とした身体機能低下を表す限定的な概念」として，身体的フレイルの中核病態として位置づけられるのに対し，フレイルは「加齢に関連する多元的な要因でもたらされる脆弱性を表す概念」であるとされている（図2）[4]．身体的フレイルの診断基準には，歩行速度低下と筋力低下の項目があり，これはサルコペニアの診断基準と重複している．したがって，サルコペニアと身体的フレイルは身体機能障害の点で共通している．

　サルコペニアとフレイルの合併頻度を調べた報告は多くなく，これまでに述べてきた定義・診断・対象者の違いなどから一定の見解を示すのは難しい．日本人の65歳以上の地域在住女性の調査では，フレイルの有病率はCHS基準で10.6%，プレフレイルは56.8%であり，サルコペニアの有病率はAWGS基準で8.1%であった．フレイルであった人のうちサルコペニアであったのは37.9%であり，サ

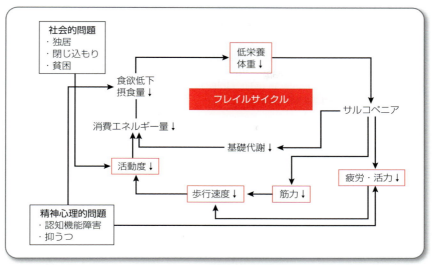

図2　フレイルサイクル
(Fried LP et al. J Gerontol A Biol Sci Med Sci 2001; 56: M146-M156 [4] を参考に作成)

ルコペニアであった人でフレイルであったのは50.0％であった．

POINT

- 日本の「サルコペニア診療ガイドライン」では，日常診療においてAWGSの診断基準を用いることが推奨され，「フレイル診療ガイド」では，J-CHS基準での診断を用いることが推奨されている．
- 現在の診断基準に沿って，早期に診断し，要因を分析し予防することが重要である．
- サルコペニアと身体的フレイルは身体機能障害の点で共通しているが，「骨格筋量の減少を主体とした概念」と「多要因による脆弱性を表す概念」の違いがある．

文献

1) Chen LK et al. Sarcopenia in Asia: consensus report of the Asian Working Group for Sarcopenia. J Am Med Dir Assoc 2014; **15**: 95-101

I　評価

2) サルコペニア診療ガイドライン作成委員会(編). サルコペニア診療ガイドライン2017年版, ライフサイエンス出版, 2017
3) 長寿医療研究開発費事業(27-23)：要介護高齢者, フレイル高齢者, 認知症高齢者に対する栄養療法, 運動療法, 薬物療法に関するガイドライン作成に向けた調査研究班(編). フレイル診療ガイド2018年版, ライフ・サイエンス, 2018
4) Fried LP et al. Frailty in older adults: evidence for a phenotype. J Gerontol A Biol Sci Med Sci 2001; **56**: M146-M156

3. 簡単にできる認知機能評価や ADL 評価とは？

なぜ悩んでしまうのか？

- どのようにアプローチしてよいかわからない．
- 認知症や ADL の評価だけでよいかわからない．
- 忙しい外来の時間にできるスクリーニングを知りたい．

ズバリ解決!!

- 簡便で有用な CGA7 により高齢者総合機能評価を行う
- 必要があれば，該当する領域を詳しく調べる．
- 認知症の疑いに関しては HDS-R や MMSE を行う．
- ADL は Barthel Index や IADL を評価する．
- 忙しい外来でも評価できる「簡易フレイルインデックス」などを用いる．

▶ 総合機能評価

　高齢者診療では，認知機能評価や ADL 評価を含む総合機能評価が重要であるが，循環器疾患診療中にも使用可能な簡便で有用性が高いスクリーニングとして CGA7（Comprehensive Geriatric Assessment 7）がある[1]（表 1）．
　CGA7 は，高齢者機能 6 項目（意欲，認知機能，手段的 ADL，認知機能，基本的 ADL，情緒・気分）をスクリーニングするためのツールで，CGA7 のいずれかの項目に異常があった場合には，その項目に関連する機能に対してより詳細な評価を行うといったアプローチをする（次ステップのテストは「健康長寿診療ハンドブック」[1]に示されている）．

▶ 認知機能評価

　CGA7 では，認知機能に関する質問として，桜，猫，電車の 3 単語をその場で

I 評価

表1 CGA7

	CCA7の質問	評価内容	正否と解釈	次へのステップ
①	外来患者の場合：診察時に被験者の挨拶を待つ	意欲	自分から進んで挨拶する＝○ 上記以外＝×	Vitality index
	入院患者もしくは施設入所者の場合：自ら定時に起床するか，もしくはリハビリテーションへの積極性で判断		自ら定時に起床する，またはリハビリテーションその他の活動に積極的に参加する＝○ 上記以外＝×	
②	「これから言う言葉を繰り返してください（桜，猫，電車）」 「あとでまた聞きますから覚えておいてください」	認知機能	復唱ができない ⇒難聴，失語などがなければ，中等度の認知症が疑われる	MMSE または HDS-R
③	外来患者の場合：「ここまでどうやって来ましたか？」	手段的ADL	自分でバス，電車，自家用車を使って移動できる＝○ 付き添いが必要＝× ⇒虚弱か中等度の認知症が疑われる	IADL
	入院患者もしくは施設入所者の場合：「普段バスや電車，自家用車を使ってデパートやスーパーマーケットに出かけますか？」			
④	「先程覚えていただいた言葉を言ってください」	認知機能	ヒントなしで全部正解＝○ 上記以外＝× 遅延再生（近時記憶）の障害 ⇒軽度の認知症が疑われる．遅延再生が可能であれば認知症の可能性は低い	MMSE または HDS-R
⑤	「お風呂は自分ひとりで入って，洗うのに手助けは要りませんか？」	基本的ADL	入浴，排泄の両者が× ⇒要介護状態の可能性が高い．入浴と排泄が自立していれば他の基本的ADLも自立していることが多い	Barthel Index
⑥	「失礼ですが，トイレで失敗してしまうことはありませんか？」			
⑦	「自分が無力だと思いますか？」	情緒・気分	無力だと思う ⇒うつの傾向がある	GDS-15

（日本老年医学会．健康長寿診療ハンドブック，メジカルビュー社，2011[1]）を参考に作成）

繰り返しさせ，その後「先ほどの3つの言葉を答えてください」と聞くことで，記憶障害（遅延再生）の有無を調べる．直後に繰り返しができない場合は，中程度の認知症が疑われる．時間をおいた思い出しができる場合は，認知症の可能性は低い．異常がある場合，次のステップではより詳細な認知機能評価を行う．表2に日本老年医学会のホームページに記載されている認知機能テストを紹介する．

これらの検査の結果，認知症や軽度認知機能障害（MCI）が疑われる場合には，

表2 認知機能検査（スクリーニング検査）

1) HDS-R（Hasegawa's Dementia Scale-Revised: 改訂長谷川式認知症スケール）（所要時間：6〜10分）
   HDS-Rは年齢，見当識，3単語の即時記銘と遅延再生，計算，数字の逆唱，物品記銘，言語流暢性の9項目からなる30点満点の認知機能検査であり，20点以下が認知症疑いで感度93％，特異度86％と報告されている．

2) Mini-Cog（2分以内）
   Mini-Cogは3語の即時再生と遅延再生と時計描画を組み合わせたスクリーニング検査である．Mini-Cogは2点以下が認知症疑いで感度76〜99％，特異度83〜93％であり，MMSEと同様の妥当性を有する．

3) MoCA（Montreal Cognitive Assessment）（10分）
   MoCAまたはMoCA-J（Japanese version of MoCA）は視空間・遂行機能，命名，記憶，注意力，復唱，語想起，抽象概念，遅延再生，見当識からなり，MCIをスクリーニングする検査である．MoCAは25点以下がMCIであり，感度80〜100％，特異度50〜87％である．MoCAはMMSEよりも糖尿病患者の認知機能障害を見い出すことができる．

4) DASC-21（Dementia Assessment Sheet for Community-based Integrated Care System-21 items: 地域包括ケアシステムにおける認知症アセスメントシート）（5〜10分）
   DASC-21は認知機能障害と生活機能障害（社会生活の障害）に関連する行動の変化を評価する尺度で，介護職員やコメディカルでも施行できる21の質問からなる．また，DASC-21は臨床的認知症尺度（Clinical Dementia Rating：CDR）と相関があり，その妥当性が報告されている．

5) MMSE（Mini-Mental State Examination: ミニメンタルステート検査）（6〜10分）
   MMSEは時間の見当識，場所の見当識，3単語の即時再生と遅延再生，計算，物品呼称，文章復唱，3段階の口頭命令，書字命令，文章書字，図形模写の計11項目から構成される30点満点の認知機能検査である．MMSEは23点以下が認知症疑いである（感度81％，特異度89％）．27点以下は軽度認知障害（MCI）が疑われる（感度45〜60％，特異度65〜90％）．

6) DASC-8
   DASC-21の簡易版として8項目からなるより簡便な認知・生活機能質問票も開発されている．

（日本老年医学会ホームページより許諾を得て転載　https://www.jpn-geriat-soc.or.jp/tool/tool_02.html）

必要に応じて，老年病科，神経内科，精神科などの認知症専門医に紹介する．

ADLの評価

　ADLとしては基本的ADLと手段的ADL（IADL）を評価する．表3に日本老年医学会ホームページに紹介されている評価法を示す．ADLの評価は，患者の自立度を知る手がかりとして重要である．ADLの障害は日常生活に介護が必要であることを意味し，IADLの障害は独立した社会生活を送ることが困難になりつつあることを意味する．

Ⅰ 評 価

表3 ADL 評価法（老年医学会ホームページより）

手段的 ADL の質問票
1) Lawton の尺度：電話をする能力，買い物，食事の準備，家事，洗濯，移動の形式，服薬管理，金銭管理の項目からなる．
2) 老研式活動能力指標：手段的 ADL（交通機関を使っての外出，買い物，食事の準備，請求書の支払いなど），知的能動性（書類を書く，新聞を読む，本・雑誌を読むなど），社会的役割（友人への訪問，家族や友人からの相談，病人のお見舞いなど）の 13 項目からなる．
3) DASC-21：認知症のスクリーニングのための 21 の質問のなかに，手段的 ADL の買い物，交通機関を使っての外出，金銭管理，電話，食事の準備，金銭管理が含まれている．

基本的 ADL の質問票
1) Barthel Index：整容，食事，排便，排尿，トイレの使用，起居移乗，移動，更衣，階段，入浴の 10 項目からなる．20 点満点で採点する方法と 100 点満点で採点する方法とがある．
2) Katz Index：入浴，更衣，トイレの使用，移動，排尿・排便，食事の 6 つの領域の ADL に関して自立・介助の関係より，A から G までの 7 段階の自立指標という総合判定を行う．
3) DASC-21：認知症のスクリーニングのための 21 の質問のなかに，基本的 ADL の入浴，更衣，排泄，整容，食事，移動が含まれている．

（日本老年医学会ホームページより許諾を得て転載　https://www.jpn-geriat-soc.or.jp/tool/tool_03.html）

▶ フレイルの評価

　更にフレイルの状態を評価しておくことも重要である．フレイルは，機能評価にとどまらず，術後の合併症や入院中の死亡率とも関連することが報告されている．フレイル評価は，Fried のフレイル基準に基づく J-CHS 基準が使用される[2]（「Ⅰ-1. 外来で"フレイル"の評価はなぜ必要？」参照）．

　J-CHS では，握力と歩行速度の測定が必要になるが，筑波大学の山田らによる「簡易フレイルインデックス」では，質問 5 項目のみで評価が可能である[3]．

　①体重減少：6ヵ月間で 2～3kg 以上の体重減少がありましたか．
　②記憶障害：5 分前のことが思い出せますか．
　③疲労感：（ここ 2 週間）わけもなく疲れたような感じがする．
　④歩行速度：以前と比べて歩く速度が遅くなったと思いますか．
　⑤身体活動：ウォーキングの運動を週に 1 回以上していますか．

　以上の各問いに対する「Yes」の数を調べる．判定は，J-CHS も簡易フレイルインデックスも同じく，3 項目以上があてはまる場合をフレイル，1～2 項目があてはまる場合をプレフレイルと判定する．

高齢者診療においては，認知機能やADLの評価のみではなく，フレイルを含む，総合的な機能評価を行うことが重要である．

POINT
- 高齢者には総合機能評価のアプローチを行う．
- フレイルの状態も考慮した総合的な機能評価を行う．

文献

1) 日本老年医学会．健康長寿診療ハンドブック，メジカルビュー社，2011（電子版が老年医学会ホームページにて無料で公開されている）
https://www.jpn-geriat-soc.or.jp/gakujutsu/handbook.html（2019年3月閲覧）
2) 長寿医療研究開発費事業 25-11「フレイルの進行に関わる要因に関する研究」班
3) Yamada M, Arai H. Predictive Value of Frailty Scores for Healthy Life Expectancy in Community-Dwelling Older Japanese Adults. J Am Med Dir Assoc 2015; **16**: 1002. e7-e11

Ⅰ 評価

簡単にできる栄養状態の評価とは？

なぜ悩んでしまうのか？

- 栄養状態は適切かつ継続的な評価が重要とされるが，日常臨床のなかでの実践には限界がある．
- サルコペニアが着目されているが，機器や検査者，空間など日常臨床での実践には条件が多く難しい．

ズバリ解決!!

- 低栄養のスクリーニング法には簡易栄養状態評価票（Mini Nutritional Assessment：MNA®）やその短縮版を用いるのが推奨される．
- サルコペニアのスクリーニング法では指輪っかテストがまず推奨され，問題がある場合にはサルコペニアの評価を行う．しかしながら，指輪っかテストではサルコペニア肥満を見過ごす可能性もあり，注意が必要である．

　超高齢社会を迎えた日本において，栄養の問題は健康長寿や疾病予防の根底を成すものである．健康寿命の延伸を目指すうえで，フレイルやサルコペニア対策が注目されており，栄養状態を良好に保つことは極めて重要である．更に，疾病や障害を抱えて毎日の生活を過ごす要介護高齢者ではその重要性は言うまでもない．しかしながら，地域包括ケアシステムが実践に移されるなか，高齢者に対して適切かつ継続的に栄養評価を行い，介入が必要な者にはしかるべき対策を提供すること，そのシステム構築が急務である．本項では，高齢者に対する継続的な栄養評価を実施可能にするべく，簡便かつ適切な栄養・サルコペニア評価法を紹介する．

▶ 高齢者における栄養管理の大切さ

　高齢期では慢性疾患や併存症を抱えているばかりか，多くの老年症候群を抱え

て日々の生活を営んでいる者が多く，栄養状態を良好に保つことの重要性は高い．適切な栄養管理を考えるうえでは過栄養と低栄養の両視点が必要であるが，高齢者の場合では特に生命予後の観点からやせや低栄養リスク保持者の評価および対策が重要である．近年では，フレイルやサルコペニアといった新たなアウトカムも提案され，低栄養状態との密接な関係が指摘されている．よって，実臨床現場においては特にサルコペニアや低栄養状態をしっかりと把握し，高齢者に適切な栄養管理を行うことは健康寿命の延伸，疾病予防，予後改善の下支えとなる．

▶ 栄養状態の簡便な評価法とは？

　高齢者の栄養状態を簡便に把握するには，簡易栄養状態評価票（Mini Nutritional Assessment：MNA®）が有用である．MNA®は1990年代に開発され，日本でも臨床現場の高齢者を対象として妥当性が確認されている[1]．現行のMNA®はスクリーニング6項目（計14点）を行い，11点以下の場合により正確なアセスメント12項目を評価し合計30点で栄養状態を評価する．24点以上で栄養状態良好，17点から23.5点の場合に低栄養リスクあり，17点未満の場合に低栄養とする（図1）．特に，前半のスクリーニング6項目はMNA®-Short Form（MNA®-SF）とされ，合計14点中12点以上を栄養状態良好，8点から11点で低栄養リスクあり，7点以下を低栄養と診断可能である[2]．実臨床現場では，MNA®-SFは5分以内で評価可能なほど簡便なものであり，地域医療や在宅医療現場での利便性が高く重宝されている．また，BMIの代替指標として下腿周囲長も利用できるため，身長や体重の測定が困難な者でも実施可能であり，多くの在宅療養高齢者や要介護高齢者でも対応可能である．台湾在住65歳以上高齢者2,674名を対象とした前向きコホート研究から，MNA®やMNA®-SFはどちらも4年後の生命予後の予測に有用であるとも報告されている[3]．筆者らの研究グループでは，千葉県柏市在住高齢者（要介護高齢者を除く）2,044名を対象とした前向きコホート研究を実施している．本コホート研究の対象者にMNA®-SFを適用すると，平均12.5±1.5点であり，栄養状態良好が77％，低栄養リスクありが23％，低栄養はわずか13名（0.6％）であった．台湾の研究と同様に年齢などの交絡因子で調整した場合でも，MNA®-SF得点が高いほど5年後の総死亡リスクが有意に低い傾向にあった［調整ハザード比0.89（95％信頼区間0.80〜0.99），$p=0.048$］．よって，現行最も推奨される簡易栄養評価法はMNA®-SFであり，高齢者循環器疾患患者においても，より多くの実施が望まれる．

簡易栄養状態評価表
Mini Nutritional Assessment
MNA®

Nestlé Nutrition Institute

氏名：　　　　　　　　　　　　性別：

年齢：　　　　体重：　　　　kg　身長：　　　　cm　調査日：

スクリーニング欄の□に適切な数値を記入し，それらを加算する．11ポイント以下の場合，次のアセスメントに進み，総合評価値を算出する．

スクリーニング

A 過去3ヶ月間で食欲不振，消化器系の問題，そしゃく・嚥下困難などで食事量が減少しましたか？
0 –著しい食事量の減少
1 –中等度の食事量の減少
2 –食事量の減少なし □

B 過去3ヶ月間で体重の減少がありましたか？
0 –3kg以上の減少
1 –わからない
2 –1～3kgの減少
3 –体重減少なし □

C 自力で歩けますか？
0 –寝たきりまたは車椅子を常時使用
1 –ベッドや車椅子を離れられるが，歩いて外出はできない
2 –自由に歩いて外出できる □

D 過去3ヶ月間で精神的ストレスや急性疾患を経験しましたか？
0 –はい　2–いえ □

E 神経・精神的問題の有無
0 –強度認知症またはうつ状態
1 –中程度の認知症
2 –精神的問題なし □

F EMI体重（kg）÷［身長（m）］²
0 –BMIが19未満
1 –BMIが19以上，21未満
2 –BMIが21以上，23未満
3 –BMIが23以上 □

スクリーニング値：小計（最大：14ポイント）□□
12–14ポイント：栄養状態良好
8–11ポイント：低栄養のおそれあり（At risk）
0–7ポイント：低栄養

「より詳細なアセスメントをご希望の方は，引き続き質問G～Rにおすすみください．」

アセスメント

G 生活は自立していますか（施設入所や入院をしていない）
1 –はい　0–いいえ □

H 1日に4種類以上の処方薬を飲んでいる
0 –はい
1 –いいえ □

I 身体のどこかに押して痛いところ，または皮膚潰瘍がある
0 –はい
1 –いいえ □

Riet　Velina B. vilers H. Abelian G, et al. Overview of MNAr - Rs Hietcry and Cheiwigos J Nut Health Aging 2006, 10: 458-465.
Rutenstein LZ, Hairhor JO, Saiva A. Gulgoz Y, Veiles B.Screenig for Undermustion in Gefebic Prection Deverkping the Short-Form Mini Nutritional Assessment (MNA-SF). J. Geiont 2001;58A:M366-377.
Oilgoz Y. The Mini Nutritional Assessment (MNAr) Review of the Lietlive - What dose it tell us? J. Nuss Health Aging 2006, 10: 466-487.
R Sociule des Produce Neadle, S.A. Verey, Seltzerland, Tresemark Oweners
C Neath, 190A Revision 206, N67200 1200 10M
さらに詳しい情報をお知りになりたい方は，
www.rina-eldaty com.にアクセスしてください

J 1日に何回食事を摂っていますか？
0 –1回
1 –2回
2 –3回 □

K どんなたんぱく質を，どのくらい摂っていますか？
・乳製品（牛乳，チーズ，ヨーグルト）を毎日1品以上摂取　はい□　いいえ□
・豆類または卵を毎週2品以上摂取　はい□　いいえ□
・肉類または魚を毎日摂取　はい□　いいえ□
0.0–はい，0～1つ
0.5–はい，2つ
1.0–はい，3つ □□

L 果物または野菜を毎日2品以上摂っていますか？
0 –いいえ　1–はい □

M 水分（水，ジュース，コーヒー，茶，牛乳など）を1日どのくらい摂っていますか？
0.0–コップ3杯未満
0.5–3杯以上5杯未満
1.0–5杯以上 □□

N 食事の状況
0 –介護なしでは食事不可能
1 –多少困難ではあるが自力で食事可能
2 –問題なく自力で食事可能 □

O 栄養状態の自己評価
0 –自分は低栄養だと思う
1 –わからない
2 –問題ないと思う □

P 同年齢の人と比べて，自分の健康状態をどう思いますか？
0.0–良くない
0.5–わからない
1.0–同じ
2.0–良い □□

Q 上腕（利き腕ではない方）の中央の周囲長（cm）：MAC
0.0–21cm未満
0.5–21cm以上，22cm未満
1.0–22cm以上 □□

R ふくらはぎの周囲長（cm）：CC
0 –31cm未満
1 –31cm以上 □

評価値：小計（最大：16ポイント）□□.□
スクリーニング値：小計（最大：14ポイント）□□.□
総合評価値（最大：30ポイント）□□.□

低栄養状態指標スコア

24～30ポイント	□	栄養状態良好
17～23.5ポイント	□	低栄養のおそれあり（At risk）
17ポイント未満	□	低栄養

図 1　簡易栄養状態評価票（MNA®）
（https://www.mna-elderly.com/forms/MNA_japanese.pdf より引用）（2019年3月閲覧）

▶ 栄養状態とサルコペニアと関係

　高齢期の栄養状態を把握するうえで，サルコペニア評価は欠かせない．サルコペニアは四肢骨格筋量の減少に，筋力や身体機能の低下が併存した病態であり，近年着目されているフレイルの中核を成す．サルコペニアに対する介入はレジスタンス運動に栄養療法，服薬の適正化などであり，併存病がある場合はその管理・治療が最も基本である．よって，低栄養と同様の対策であり，サルコペニアあるいは低栄養評価のいずれかで十分であると認識されがちである．しかしながら，低栄養が併存したサルコペニアに対しては，レジスタンス運動はむしろ禁忌であり，栄養療法の徹底が基本である．したがって，適切な栄養管理を目指すにあたってはMNA®-SFによる栄養評価のみならず，サルコペニアの評価も実施するのが重要である．

　サルコペニアはサルコペニアのためのアジアワーキンググループ(AWGS)の診断方法が推奨される[4]（「I-2. "サルコペニア" と "フレイル" は違うの？」参照）．

▶ サルコペニアの簡便な評価法

　しかしながら，サルコペニアを精緻に診断する場合には，高額機器や時間，歩行速度を評価する空間など，地域はもとより臨床現場でも課題が多い．そのような課題解決に向けて，いかに地域の介護予防現場レベルや日常臨床現場においてサルコペニアの危険性が高い者をスクリーニングするのか，その代替指標の探索が意欲的に行われている．たとえば，エコーやCT・MRIなどの画像診断を用いた代替指標や，より簡便な身体計測による栄養評価などがあげられる．外来でも使用可能なレベルの簡便性では，MNA®にも採用されている「下腿周囲長」が有用だとされている．近年ではサルコペニア（四肢骨格筋量）との関連が報告され，サルコペニアのスクリーニングにも有用だと報告されている[5]．筆者らの研究からも，地域在住高齢者では下腿周囲長がスクリーニング法として優れており，男性で34 cm 未満，女性で33 cm 未満である場合に，将来のサルコペニア発症リスクが高くなることもわかっている．

　しかしながら，下腿周囲長ですら訓練された検査者やメジャーが必須である．よって，筆者らは下腿周囲長を評価する簡易評価法として「指輪っかテスト」を

I 評価

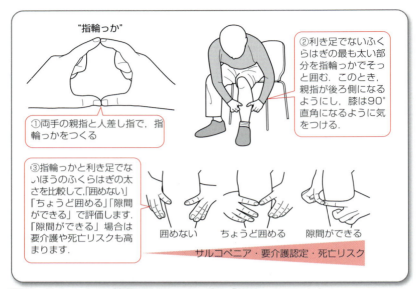

図2 サルコペニア簡易スクリーニング法「指輪っかテスト」
(Tanaka T et al. Geriatr Gerontol Int 2018; 18: 224-232 [6]) を参考に作成)

開発した(図2)[6].「指輪っかテスト」は，両手の親指と人差し指で輪(指輪っか)をつくり，椅子に腰かけ前かがみとなり，利き足とは逆の下腿の最太部をそっと囲むだけのテストである．指輪っかで囲めないほどふくらはぎが太い人と比べると，囲める人はサルコペニアの発症リスクが約3倍も高いことがわかった．更に，指輪っかで隙間ができるほど下腿が細い人は，サルコペニアどころか要介護や死亡リスクですら高いという驚きの結果である．「指輪っかテスト」は自身の手を使うため，体格によらないチェック法である点も特徴であり，すでに全国で取り入れられ，サルコペニア診療ガイドラインでも推奨されている[7]．以上より，「指輪っかテスト」は一切の機器を必要とせず，自分自身でチェック可能なサルコペニア簡易スクリーニング法として有用であるといえる．しかしながら，下腿周囲長や「指輪っかテスト」はあくまでスクリーニング指標であり，下腿周囲長のみの評価では，肥満・過栄養に隠されたサルコペニア(サルコペニア肥満)を見過ごしてしまう可能性がある点には注意してほしい．この課題解決を図るためにも，筆者らは下腿周囲長と握力そして暦年齢を利用したサルコペニア危険度評価票を開発している．この評価票を用いれば，握力と下腿周囲長の評価のみである程度のサル

コペニアを評価可能である[8]．いずれにしても，指輪っかテストで囲める人やこれらの代替指標で陽性判定がつく高齢者には，より精緻な検査を実施し，治療方針を多職種で検討すべきである．

> **POINT**
> - 高齢者では特にサルコペニアや低栄養を中心とした適切かつ継続的な栄養評価を行い，介入が必要な者にはしかるべき対策を提供することが重要である．
> - 栄養状態の簡易評価法としては，MNA®-SF が5分以内で評価可能なほど簡便なものである．サルコペニアは四肢骨格筋量の減少に，筋力や身体機能の低下が併存した病態であり，特に低栄養が併存している場合を疑う．栄養評価に加えてサルコペニアのスクリーニングを行うべきである．
> - サルコペニアのスクリーニング法では指輪っかテストが簡便であり推奨される．問題がある場合にはサルコペニアの評価を行う．

文献

1) Kuzuya M et al. Evaluation of Mini-Nutritional Assessment for Japanese frail elderly. Nutrition 2005; **21**: 498-503
2) Kaiser MJ et al. Validation of the Mini Nutritional Assessment short-form (MNA-SF): a practical tool for identification of nutritional status. J Nutr Health Aging 2009; **13**: 782-788
3) Tsai AC et al. Short-form Mini-Nutritional Assessment with either BMI or calf circumference is effective in rating the nutritional status of elderly Taiwanese: results of a national cohort study. Br J Nutr 2013; **110**: 1126-1132
4) Chen LK et al. Sarcopenia in Asia: consensus report of the Asian Working Group for Sarcopenia. J Am Med Dir Assoc 2014; **15**: 95-101
5) Kawakami R et al. Calf circumference as a surrogate marker of muscle mass for diagnosing sarcopenia in Japanese men and women. Geriatr Gerontol Int 2015; **15**: 969-976
6) Tanaka T et al. "Yubi-wakka" (finger-ring) test: a practical self-screening method for sarcopenia, and a predictor of disability and mortality among Japanese community-dwelling older adults. Geriatr Gerontol Int 2018; **18**: 224-232
7) Akishita M et al. Chapter 1 Definitions and diagnosis of sarcopenia. Geriatr Gerontol Int 2018; **18** (Suppl 1): 7-12
8) Ishii S et al. Development of a simple screening test for sarcopenia in older adults. Geriatr Gerontol Int 2014; **14** (Suppl 1): 93-101

I 評価

5 簡単にできる嚥下機能評価とは？

なぜ悩んでしまうのか？
- 嚥下機能の系統的な評価の仕方を習ってきていない．
- 嚥下障害の原因が多種多様で把握しきれない．
- 嚥下障害のパターンも多様でわかりづらい．
- 嚥下障害が存在するのか判断できない．

ズバリ解決!!
- 嚥下障害を的確に把握するためにまず重要なのは誤嚥・嚥下障害の状況の適切な問診である．
- 同時に嚥下障害のリスクのチェックも不可欠である．
- 反復唾液嚥下テストはどんな患者にも行える安全で簡便な嚥下機能検査である．
- 更に改訂水飲みテスト，フードテストで経口摂取可能な食事を見極める．

▶ 嚥下障害のリスクのチェック

　嚥下障害を評価するうえで，嚥下障害の危険因子の存在をしっかり把握していくことがとりこぼしのないスクリーニングにつながる．危険因子において気管切開や胃管の存在に加え，表1にあるような嚥下障害をきたしやすい病態をすべてチェックすることが重要である．

▶ 問診のポイント

ⓐ 姿勢のチェック

　まず大まかな所見として注意したいのは食事のときの姿勢である．近ごろ，姿勢が上向きになってきたというのであれば，咀嚼や口腔期障害が疑われる．その

表1　嚥下障害をきたしやすい病態

1) 神経疾患
   - 脳血管性障害（急性期，慢性期）
   - 中枢性変性疾患
   - パーキンソン病
   - 認知症（脳血管性，アルツハイマー型）
2) 寝たきり状態（原因疾患を問わず）
3) 口腔の異常
   - 歯の組み合わせ障害（義歯不適合）
   - 口腔乾燥
   - 口腔内乾燥
   - 口腔内悪性腫瘍
4) 胃食道疾患
   - 食道憩室
   - 食道運動異常（アカラシア，強皮症）
   - 悪性腫瘍
   - 胃食道逆流（食道裂孔ヘルニアを含む）
   - 胃切除（全摘，亜全摘）
5) 医原性
   - 鎮静薬，睡眠薬
   - 抗コリン薬など口腔内乾燥をきたす薬剤
   - 経管栄養

ような場合には食塊が形成しやすい食形態へ調整することを考慮する．

　また，近ごろ姿勢が前のめりになるようであれば，それは固形物を口に取り込む力が衰えている捕食障害や，それを保持する力が衰えている可能性がある．そのような場合には，口に取り込みやすい食事にすることや，リクライニング姿勢を食事中とらせることなどを考慮する．

ⓑ 何をむせたのかチェック

　誤嚥の徴候（むせ）が何を経口したときに起こるかのチェックが重要である．主食なのか副食なのか水なのか，ゼリーやとろみだとどうなのかなどである．
　それぞれのむせの原因には，物性の不適合やサイズなどの問題，嚥下反射遅延の問題があり，そういった場合には食事内容の変更，均一な食材，サイズ適合を行ったり，とろみを加えたりと，適切な嚥下調整食の処方を行う．

ⓒ むせのタイミングのチェック

　むせが食事の開始時か，途中か，後半かを見極める．それが食事開始時であれば嚥下筋などの経口摂取に対する準備不足が考えられ，嚥下体操などの関節訓練を入念にする．

Ⅰ 評 価

　食事の途中のむせは嚥下時の食物のクリアランスの低下や咽頭知覚の低下の可能性があり，対処としては一口量を調整したり，追加嚥下や交互嚥下を試したり，集中して食事を行うことの指導をする．

　食事の後半にむせがみられるようなら，疲労していることや全体の食事の量が多いことが考えられ，そのような場合は食事内容を変更したり，1回のカロリーを減らし間食をとるようにしてカロリーを確保することを考える．

ⓓ むせ以外の誤嚥の徴候のチェック

　むせ以外の誤嚥の徴候である咳，痰，湿性嗄声の出現についても，食事中，食直後，食後30分ぐらい経ってからのチェックに加え，何も起きている徴候がないのに酸素が低下したり熱が出たりする不顕性かの場合も考慮する．

　食事中であれば明らかな誤嚥が起きていることが考えられ，まず食事の調整を考え，更に嚥下造影検査・嚥下内視鏡検査を行って，様々なリハビリテーションメニューを考えていく．

　食事直後であれば先ほどの食物のクリアランスの低下が考えられ，一口量調整，追加嚥下や交互嚥下を試す．食後30分ぐらいしてから咳，痰，湿性嗄声が出現する場合には，咽頭に残留した食物があとになって気道に入っていったことが考えられ，追加嚥下や交互嚥下を試す．このような場合や，嚥下反射が遅延している場合にはその根底には咽頭知覚の低下があることを踏まえ咽頭知覚を強化する方策も必要となる．

▶ 反復唾液嚥下テスト（RSST）

　反復唾液嚥下テスト（repetitive saliva swallowing test：RSST）は，検査者が被検者の喉頭隆起・舌骨に指腹を当てて，30秒間嚥下運動を繰り返させる検査である．被検者には「できるだけ何回も"ごっくん"と飲み込むことを繰り返してください」と説明する．喉頭隆起・舌骨は，嚥下運動に伴って，指腹を乗り越え前方に移動し，またもとの位置に戻る．この下降運動を確認し，嚥下完了時点とする．検査者は，嚥下運動時に起こる喉頭挙上と下降運動を触診で確認し，30秒間に起こる嚥下回数を数える．

　高齢者では，30秒間に3回以上できれば正常とする．口腔内乾燥が強く，それが嚥下運動を阻害していると考えられる患者には，人工唾液や少量の水分をスプ

レーにてを口腔内に噴霧し，同時にテストを施行するとよい．嚥下時に喉頭挙上が完了せず，喉頭隆起・舌骨が上前方に十分移動しないまま，途中で下降してしまう場合があるが，これは嚥下運動に数えないので注意を要する．

改訂水飲みテスト

3 mL の水を口腔内に入れて嚥下してもらい，嚥下反射誘発の有無，むせ，呼吸の変化を評価する．3 mL の水の嚥下が可能な場合には，更に2回の嚥下運動を追加して評価する．評点の基準を表2に示す．

評点が4点以上の場合は，最大3回まで施行し，最も悪い評点を記載する．とろみをつけた水などで行う場合もある．

表2　改訂水飲みテストの評点

1点	嚥下なし，むせまたは呼吸変化を伴う
2点	嚥下あり，呼吸変化を伴う
3点	嚥下あり，呼吸変化はないが，むせあるいは湿性嗄声を伴う
4点	嚥下あり，呼吸変化なし，むせ，湿性嗄声なし
5点	4点に加え，追加嚥下運動（空嚥下）が30秒以内に2回以上可能

フードテスト

ティースプーン1杯（3〜4 g）のゼリーなどを嚥下させてその状態を観察する．嚥下が可能な場合には，更に2回の嚥下運動を追加して評価する．評点の基準を表3に示す．

評点が4点以上の場合は，最大3回まで施行し，最も悪い評点を記載する．

ゼリーやとろみ，ペースト食など食事の形態を変えることにより，嚥下可能な嚥下調整食が判明する．

表3　フードテストの評点

1点	嚥下なし，むせまたは呼吸変化を伴う
2点	嚥下あり，呼吸変化を伴う
3点	嚥下あり，呼吸変化はないが，むせあるいは湿性嗄声や口腔内残留を伴う
4点	嚥下あり，呼吸変化なし，むせ，湿性嗄声なし，追加嚥下で口腔内残留は消失
5点	4点に加え，追加嚥下運動（空嚥下）が30秒以内に2回以上可能

Ⅰ 評 価

▶ 食事と温度の関係

　まったく同じ食事・食形態でもその食事の温度によって嚥下のしやすさが変わってくる[1]．同じ食物または水分であっても，その食物の温度が体温と比べて，高ければ高いほど，冷たければ冷たいほど咽頭の感覚を強く刺激し，嚥下反射を惹起しやすくなる．このことは食べ物に温度情報を持たせることの重要性を意味する．

　温度情報を感じる受容体は温度のみならず，様々な香辛料によっても刺激されることが基礎研究で知られている．このことより熱いもの冷たいものと同じように，香辛料を加えたもののほうが同じ食物でも嚥下反射がかなり惹起されやすい[2]．

　これと類似した現象として，黒コショウの匂い刺激が嚥下障害を改善することを見い出した．黒コショウの匂いをかがせると，大脳皮質の嚥下に関係のある中枢が活性化され，そのことにより嚥下反射が惹起されやすくなる[3]．

POINT

- 問診では，食事の姿勢，むせる食事の内容，むせやその他の誤嚥の徴候の食事とのタイミングの関係をチェックする．
- 反復唾液嚥下試験では口腔内乾燥に注意して，30秒間に何回嚥下ができるかチェックする．
- 水飲みテスト，フードテストでは何が嚥下可能かを評価することにより，嚥下調整食を決定する．
- 水飲みテスト，フードテストではその温度に留意する．

文献

1) Watando A et al. Effect of temperature on swallowing reflex in elderly patients with aspiration pneumonia. J Am Geriatr Soc 2004; **52**: 2143-2144
2) Ebihara T et al. Capsaicin troche for swallowing dysfunction in older people. J Am Geriatr Soc 2005; **53**: 824-828
3) Ebihara T et al. A randomized trial of olfactory stimulation using black pepper oil in older people with swallowing dysfunction. J Am Geriatr Soc 2006; **54**: 1401-1406

耳が遠い，認知機能に問題あり――どうやって医療面接する？

なぜ悩んでしまうのか？

- 病歴などの問診に長時間かかる，また問診自体が困難な場合がある．
- 診療内容の説明をしても理解できていなかったり，勘違いしていたりする．
- どこまでが難聴でどこまでが認知機能低下による理解不足か判断が困難な場合がある．

ズバリ解決!!

- マスクはせず，口を大きく動かしながら，ゆっくりはっきり話をする．
- 名前や年齢など簡単な質問から始めて，徐々に複雑にしていく．聞き返しがあった場合は表現をできる限り平易にして繰り返し，筆談や難聴者用の介助用品なども併用する．
- 鼓膜状態の確認，聴力検査，非言語性認知機能検査を行い，状態を把握する．

▶ 医療面接にあたって考えるべきことは❓

　難聴や認知機能低下がある高齢者では，会話をしていて返事はしても，内容をほとんど理解できていない場合がある．また思い込みが強い，言いたいことだけを話す，被害妄想に陥りやすいといった面がみられやすい．しかしながら，本人を無視して付き添い人だけと話をすると，患者のプライドを著しく損ねるおそれがある．マスクはせず，口元の動きを患者にみせながら，ゆっくりはっきりと発話し，できるだけ平易な表現を用いて医療面接を行う．難聴が高度な場合は筆談も併用する．

　難聴や認知機能低下を疑うような場合は，鼓膜状態の確認，聴力評価，認知機能検査を行って，状態を把握したうえで更なる医療面接を行うことが望ましい．場合によっては，耳鼻咽喉科への紹介も考慮する．

I　評価

▶ それぞれの対応は？

ⓐ 難聴が高度の場合

　本人も難聴で困っている場合が多いので，まず耳鼻咽喉科受診を勧める．高齢者の難聴の原因は感音難聴がほとんどだが，なかには耳垢栓塞，中耳炎，鼓膜穿孔など治療可能な伝音難聴を有している場合もあり，「高齢者の難聴＝補聴器」とは限らない．補聴器をすでに装用している場合でも，耳垢栓塞が存在していたり，補聴器の音孔に耳垢が詰まって出力が低下している場合もある．日本では補聴器はクラスIIの管理医療機器に指定されてはいるものの，補聴器の知識が不十分な者が不適合な補聴器が販売している事例は後を絶たない．聴覚障害者手帳を所持していないにもかかわらず，補聴器を装用しても会話が難聴のために通じにくい場合にはやはり耳鼻咽喉科への受診が必要である．耳鼻咽喉科専門医のなかでも，補聴器についての講習カリキュラムのすべてを履修した者は補聴器相談医として認定されており，日本耳鼻咽喉科学会のHP上で公開されているので，活用していただきたい．

ⓑ 認知機能低下が高度の場合

　後ろからの小声の話しかけにも反応するが，会話がつながらない場合は，難聴よりも認知機能低下が高度であることが疑われる．認知症の取り繕い反応のひとつとして本人が難聴のようにふるまう場合があるが，ティッシュペーパーをもむ音や乾いた指をこすり合わせた音，体温計のお知らせ音が耳から約30cm程度離れていてもきちんと聴取できる場合，難聴は否定的である．更に認知機能低下が高度の場合は，上記のようなスクリーニング検査自体が施行不能である．そのような場合には，補聴器導入も困難である．
　家人に付き添ってもらっての医療面接が必要となる．

ⓒ 難聴と認知機能低下が混在する場合

　中等度の難聴と認知機能低下が混在する場合は特に80歳代以降に多い．このような場合，本人に自覚が乏しく，耳鼻咽喉科受診まで希望されない場合も多いが，前述したようなティッシュペーパーをもむ音や指こすり音，お知らせ音が耳元から5cm程度であっても聴取できない場合は評価が必要である．一般に，中等度以

上の難聴が疑われるにもかかわらず，聞こえにくいことによるハンディキャップを自覚できていない者ほど認知機能低下も重度である．マスクをしたまま「佐藤」「加藤」「羽藤」などの固有名詞や「1（いち）」「7（しち）」「8（はち）」といった数字を言って聞き取れたかどうか確認したり，家人にテレビのボリュームが大きくて困っていないかどうか聞いたりして，本人に難聴を自覚させるとよい．

フランスに住む 65 歳以上の住民ベースのサンプル集団 3,670 名（自覚難聴なし群 2,394 名，自覚難聴あり群 1,276 名）を対象に，認知機能について Mini-Mental State Examination（MMSE）で評価した報告では，最長 25 年間の追跡期間中での難聴や補聴器使用が認知機能の変化にいかに影響したかが解析された[1]．難聴なし群に比べて，難聴がありかつ補聴器非使用群では 25 年間の MMSE スコアの低下が速かったが，一方，難聴があっても補聴器使用群では，難聴なし群と有意な差を認めなかったことから，補聴器使用は難聴の認知機能低下の加速を抑えると結論している．他にも補聴器装用が認知機能低下を抑制するという報告が散見される[2,3]．補聴器装用による聴覚補償そのものを介しての効果のほか，補聴器装用をできるような背景（教育歴，家族のサポートの有無，経済状況など）による影響も考えられるが，普通話声の聴取に困難が生じ始める中等度以上の難聴では補聴器の装用が推奨されよう．認知症者への補聴器導入で行動・心理症状が減少したとする報告もあり[4]，補聴器相談医をはじめとした専門家の指導のもとでの試聴が望まれる．

▶ 面接を行う際の留意点

難聴高齢者では単に小さな音が聞こえづらくなるだけでなく，音と音を弁別する能力も低下しており，多人数での会話，騒音下での会話，早口は補聴器を装用したとしても，その聴取には限界がある．また，聴覚の補充現象のため，大き過ぎる音は響いて聞き取りづらくなる．静かな場所で，口元をみせながら，ゆっくり，はっきり，わかりやすい表現で話す，ということが肝要である．それでも会話の成立が困難な場合は付き添い人がいれば付き添い人との対話にならざるを得ない．難聴者は疎外感を感じやすく，思い込みが強い，被害妄想に陥りやすいといった面がみられやすいため，顔は難聴者本人に向け，少なくとも挨拶だけはしっかりと行うといった配慮が重要である．

図 1 に示すような難聴者用の介助用品や，箱型補聴器，スピーカーなどの利用

Ⅰ 評価

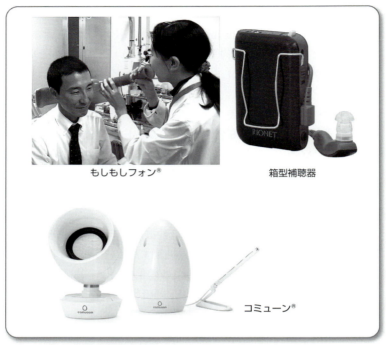

図1　様々な難聴者用介助用品

も便利である．

> **POINT**
> ● 中等度以上の難聴が疑われた場合は耳鼻咽喉科医，可能であれば補聴器相談医の受診を勧めることが望ましい．
> ● 難聴者でも聞き取りやすい発話について常日頃意識しながら診療を行うことが大切である．

> ### Column
>
> **【MMSEは聴力の影響を受けやすい】**
> 　近年，難聴が認知症や認知機能低下のリスクファクターであることが相次いで報告されているが，代表的な認知機能検査であるMMSEの結果に聴力が及ぼす影響を，正常な若者を疑似難聴者にすることで検討した報告がある[5]．125人の18～39歳の健常者を25人ずつの正常，軽度～中等度の高音漸傾難聴，軽度～高度の高音漸傾難聴，中等度～高度難聴，高度～重度難聴の5つのグループに分け，音声フィルタリングを用いて疑似難聴者としたうえでMMSEを行った．その結果，MMSEスコアの平均点は正常で28.7，軽度～中等度で27.6，軽度～高度で16.8，中等度～高度で10.4，高度～重度で4.2であった．すなわち難聴者は認知症と誤診されるリスクがある．MMSEを評価する場合にはまず難聴の影響を必ず考慮すること，聴力による影響を極力避けるように補聴器を装用していない場合は，拡声器などを使用して検査するようにすること，非言語性認知機能検査を併用することが重要である．

文献

1) Amieva H et al. Self-reported hearing loss, hearing aids, and cognitive decline in elderly adults: a 25-year study. J Am Geriatr Soc 2015; **63**: 2099-2104
2) Dawes P et al. Hearing loss and cognition: the role of hearing aids, social isolation and depression. Plos One 2015; 10: e0119616. doi: 10.1371/journal.pone.0119616
3) Mulrow CD et al. Quality-of-life changes and hearing impairment: a randomized trial. Ann Intern Med 1990; **113**: 188-194
4) Palmer CV et al. Managing hearing loss in a patient with Alzheimer disease. J Am Acad Audiol 1998; **9**: 275-284
5) Jorgensen LE et al. The effect of decreased audibility on MMSE Performance: a measure commonly used for diagnosing dementia. J Am Acad Audiol 2016; **27**: 311-323

Ⅰ 評価

典型的症状を示さない高齢者の虚血性心疾患はどう診断する？

なぜ悩んでしまうのか？

- 認知機能低下や難聴などのため病歴が聴取しにくい．
- 糖尿病，慢性閉塞性肺疾患，心房細動，悪性腫瘍，腎不全など併存疾患が多く，胸痛ではなく息切れ，動悸，悪心，意識障害，食思不振などの非典型的症状の場合に鑑別に苦慮する．また，まったく症状を示さない場合もある．
- 膝・股関節疾患や脊椎疾患，脳梗塞後遺症などで運動負荷検査ができなかったり，腎機能低下のため冠動脈CT検査が困難だったりと，施行できる検査に制限がある．

ズバリ解決!!

- 本人からだけではなく，同居の家族からも病歴を聴取する．
- 胸痛がなくても他の症状や全身所見から虚血性心疾患の可能性を考慮し，12誘導心電図検査や心エコー検査を行う．
- 運動負荷検査や冠動脈CT検査が困難な症例は，薬剤負荷心筋シンチグラフィやMRIなど他の検査を検討する．

▶ 診断にあたって考えるべきことは？

典型的症状を示さない高齢者の虚血性心疾患の診断アプローチは，急性疾患（急性冠症候群）と慢性疾患（安定狭心症）とで異なるため，分けて考えることが重要である．

▶ それぞれの診断法

ⓐ 急性冠症候群

高齢者では加齢に伴う疼痛閾値の上昇，認知機能低下，糖尿病性神経障害など

表1 高齢者急性心筋梗塞患者の非典型的症状の頻度

	高齢者心筋梗塞患者 (＜65歳)	若年心筋梗塞患者 (≧65歳)	p値
息切れ	43 (40.18%)	14 (15.05%)	0.0001
悪心・嘔吐	45 (42.05%)	33 (35.48%)	0.38
動悸	16 (14.95%)	5 (5.37%)	0.0364
めまい	24 (22.43%)	7 (7.5%)	0.005
失神	11 (10.28%)	2 (2.15%)	0.022
腹痛	4 (3.74%)	0 (0%)	0.12

(Bhatia LC, Naik RH. J Cardiovasc Dis Res 2013; 4: 107-111 [1] を参考に作成)

のために無痛性の心筋虚血の頻度が高いとされている．急性心筋梗塞や不安定狭心症の発症においても，胸痛を認めず，息切れ，動悸，悪心，意識障害，食思不振などの非典型症状で発症することも多い（表1）[1]．過去の報告では，米国の1,674施設での急性心筋梗塞434,877名のうち33％の患者は胸痛を訴えておらず，その多くは高齢者，女性，糖尿病患者であった．75歳以上に限定すると，実に45％の患者が胸痛を訴えていなかった[2]．

また，無痛性心筋梗塞（unrecognized myocardial infarction：UMI）は必ずしも軽症とはいえず，典型的症状を呈した心筋梗塞（recognized myocardial infarction：RMI）と比較しても6年間の総死亡は同等であり，予後は良好とはいえなかった（図1）[3]．高齢者の急性心筋梗塞の予後は不良であるため，非典型症状を見逃すことなく，12誘導心電図検査を行うことが重要である．その際，高齢者では心筋梗塞の既往がある症例が多いため，心電図の判読に注意を要する．多枝疾患や再発例など心電図のみでは診断が困難な場合は，採血による血中心筋逸脱酵素の測定や心エコー検査などの非侵襲的な検査を組み合わせることで，早期に的確な診断ができるように努める．また，冠動脈血行再建術の適応を判断するうえで心筋梗塞発症からの経過時間を同定することは非常に重要であり，本人だけではなく家族からの十分な病歴聴取が必要である．

ⓑ 安定狭心症

安定狭心症診断の第一選択は外来で非侵襲的に行える運動負荷心電図である．しかし，運動負荷心電図の診断精度に関しては安静時心電図所見，運動耐容能が影響する．高齢者では心筋梗塞の既往がある症例や長年の高血圧による左室負荷所見，脚ブロックなど安静時心電図に変化がある場合が多く，また膝・股関節疾

I 評価

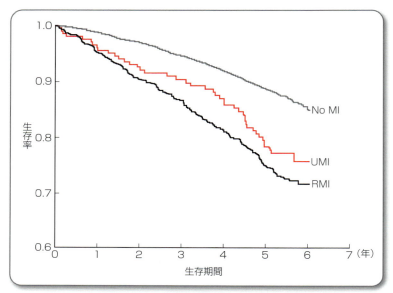

図1 無痛性心筋梗塞（UMI）と典型的症状を呈した心筋梗塞（RMI）の予後の比較

（Sheifer SE et al. J Am Coll Cardiol 2000; 35: 119-126 [3] を参考に作成）

患や脊椎疾患，脳梗塞後遺症などで十分な負荷がかけられず，診断精度の低下を招くことが多い．

　運動負荷心電図が施行できない症例において次に外来で施行できる検査は，冠動脈CTや薬剤負荷心筋シンチグラフィ，MRIなどがある．

1）冠動脈CT

　感度，特異度ともに90〜95％と診断精度は高く，特に陰性適中率が非常に高いため，冠動脈CTで有意狭窄が認められなかった場合は，冠動脈狭窄はほぼ否定される．また，冠動脈造影ではわからない血管壁（プラーク）の情報（石灰化プラーク，線維性プラーク，ソフトプラークなど）がわかる利点もある．しかし，高齢者に多い高度の石灰化を伴った冠動脈病変においては内腔評価が困難な場合が多い．また造影剤を使用する検査であるため慢性腎不全患者には施行できない．

2）薬剤負荷心筋シンチグラフィ

　核医学検査の特徴は造影剤を使用することなく，微量の放射性医薬品で非侵襲的な生理的情報を得ることができる点にある．一方，他の画像診断と比較すると

形態学的情報を得ることには弱点があるが，狭心症診断の感度は 80〜90％程度，特異度は 70〜95％程度と高く，更に予後評価に関するエビデンスも集積されている．心筋シンチグラフィが他の画像診断と比較し優れている点は，異常所見の範囲と重症度を半定量的ないし定量的に評価できることである．これにより，正確なリスク層別化と予後評価を容易にすることができる．

3）心臓 MRI

　冠動脈 MRA は，冠動脈 CT と比較すると解像度や狭窄診断能は及ばないものの，放射線被曝を伴わない，造影剤の投与が不要，冠動脈高度石灰化の影響を受けないなど冠動脈 CT にはない特長を持っている．腎不全患者には使用できないが，遅延造影 MRI は心筋梗塞患者における心筋バイアビリティ診断，右室梗塞の検出や無症候の心内膜下梗塞の検出に有効である．また，負荷心筋パーフュージョン MRI は空間解像度が高く，心内膜下虚血も明瞭に描出することができる．ただし，ステント留置部位は金属アーチファクトのため画像として描出できないため，ステント再狭窄については評価できない．また，検査時間が長く，長時間の安静臥床が困難な高齢者には施行できない．

POINT

- 高齢者では胸痛などの典型的症状を示さなくても，問診や非典型症状から虚血性心疾患の関与を疑い，まずは 12 誘導心電図検査を行うことが重要である．
- 高齢者では併存疾患が多く，それにより施行できる検査が制限される．そのため患者の身体的状態を細かく把握し，患者それぞれに合った検査法を決定する必要がある．

文献

1) Bhatia LC, Naik RH. Clinical profile of acute myocardial infarction in elderly patients. J Cardiovasc Dis Res 2013; **4**: 107-111
2) Canto JG et al. Prevalence, clinical characteristics, and mortality among patients with myocardial infarction presenting without chest pain. JAMA 2000; **283**: 3223-3229
3) Sheifer SE et al. Prevalence, predisposing factors, and prognosis of clinically unrecognized myocardial infarction in the elderly. J Am Coll Cardiol 2000; **35**: 119-126

I 評価

 転倒しやすい患者はどうみつける？

なぜ悩んでしまうのか？
- 高齢者の転倒の要因は複合的である．
- 高齢者は転倒すると予後が著しく悪化する．
- どのように転倒リスクを評価するかがわからない．
- どのように転倒を予防すればよいかわからない．

ズバリ解決!!
- 転倒すると，骨折だけでなく，その後，誤嚥性肺炎などの合併症を発症して余命を大幅に短縮させるため，転倒しないように具体的な対策を提案する．
- 視聴覚，運動能力，バランス機能などを測定して，転倒しやすさを予測して防止に努める．

高齢者の転倒は，時には基礎疾患よりも予後に大きく影響する．本項ではどのような高齢者が転倒しやすいのかを探っていく．

▶ 高齢者の転倒要因

表1に高齢者が転倒する要因を示す．

表1 高齢者の転倒に関与する因子
- 骨格筋力・筋量低下
- バランス能力低下
- 俊敏性低下
- 持久力
- 視覚機能
- 協調性
- 薬剤

ⓐ 骨格筋力・筋量低下（サルコペニア）

　第一の要因は筋力と筋量の低下である．70歳時の骨格筋量は20歳時よりも30％減少している．また，骨格筋収縮能力も低下する．そのため障害物を乗り越えるための動作ができなくなる．高齢者は指の付け根から着地するような歩き方をすることが多いため平らな場所でもつまずく（「Ⅰ-2."サルコペニア"と"フレイル"は違うの？」参照）．

ⓑ バランス能力低下

　バランス能力の低下も重要である．方向転換の際に，自分の体がどの位置にあり，どの方向を向き始めているかを認知する能力が低下すると，それに対応できなくなる．

ⓒ 俊敏性の低下

　若年健常者はバランスを崩しても俊敏な動作により転倒しない．高齢者ではこの能力も低下する．俊敏性に関与する筋線維はⅡ型筋線維であるが，高齢者ではこの線維の機能と数が減少する．

ⓓ 持久力低下

　Ⅰ型筋線維機能も低下する．更に骨格筋細胞の毛細管密度も減少するため持久力が低下する．そのため，歩き続けていると足が上がらなくなり転倒する．

ⓔ 視覚機能障害

　遠くや近くのものが見えにくいということだけではなく，すぐに焦点が合わないということと距離感をとっさにつかめないということが転倒の原因となる．視力，視野，動体視力が関与する．

ⓕ 協調性（コーディネーション）の低下―速さと正確性

　移動するためには，感覚器で得た情報を脳が統合して足に伝え，そのとおりに足を動かす協調性が必要である．高齢者はこの機能も低下する．

I 評価

⑨ 服用している薬剤

　ベンゾジアゼピン系抗不安薬服用者は転倒しやすい．ベンゾジアゼピン系抗不安薬以外でも睡眠導入薬が効いているうちにトイレに起きたりすると転倒する危険性がある．ふらつき・転倒の原因となる薬剤を表2に示す．

　高齢者では心房細動に対して抗凝固薬を服用することが多いが，PCI治療を行うと抗血小板薬も必要となる．その結果，3剤併用することになる．この場合には，転倒したあとに慢性硬膜外血腫を発症する率が高い．

　更に最近では，5剤以上薬物を服用していると転倒が増えることが報告されている．ポリファーマシーもリスクである．

表2　転倒に関与する薬剤

服薬の影響	薬剤
めまい・ふらつき	睡眠導入薬 抗不安薬（ベンゾジアゼピン系） 抗てんかん薬 抗うつ薬（三環系抗うつ薬） 抗パーキンソン病薬 降圧薬（α_1遮断薬，β遮断薬，ループ利尿薬） 抗不整脈薬 風邪薬 痛み止め
筋力低下	スタチン製剤 甘草 利尿薬 下剤 プロカインアミド（抗不整脈薬） ステロイド製剤
脳出血発症リスク	抗血小板薬と抗凝固薬の併用
低血糖によるふらつき	糖尿病治療薬（インスリン，SU薬）

▶ 転倒を予測する検査

ⓐ 筋力，筋量

　高齢者の場合には表3のようなものが多用されている．

ⓑ バランス

　バランスに関する評価項目には表4に示すようなものがある．

表3　筋力・筋量を測定する検査

項目	転倒の危険のある水準
歩行速度	0.8m/秒以下
握力	男26kg未満，女18kg未満
等尺性膝伸展筋力	転倒者の平均：17.5±6.3 非転倒者の平均：19.6±7.0
チェアスタンドテスト	17.3回未満/30秒
ロコモティブシンドローム 評価関連で使用される指標	1. 片足立ちで靴下がはけない 2. 家のなかでつまずいたりすべったりする 3. 階段を上るのに手すりが必要である 4. 家のやや重い仕事が困難である 5. 2kg程度の買い物をして持ち帰るのが困難である 6. 15分くらい続けて歩くことができない 7. 横断歩道を青信号でわたり切れない
立ち上がりテスト	40cmくらいの椅子から片足で立てない．
ツーステップテスト	2歩幅(cm)/身長(cm)が1.3未満

表4　バランスの評価法

項目	カットオフ値
開眼片脚立位テスト	15秒未満
Shot physical performance battery	7点
ファンクショナルリーチテスト（FRT）	60～69歳：36.9±0.53cm 70～79歳：34.1±0.54cm
後方歩行	0.6m/秒以下

ⓒ 俊敏性

　俊敏性を評価するテストは種々のものが開発されているが確立したものはない．5秒間に何回足踏みができるかを数えるステッピングテストは簡便で有用である．16回以下では転倒の危険があるとされている．

ⓓ 持続性

　運動の持続性は運動耐容能で評価する．嫌気性代謝閾値(anaerobic threshold：AT)，最高酸素摂取量，6分間歩行テストやシャトルウォークテストなどで評価する．

ⓔ 視覚

　視覚の評価項目には，視野，静止視力，動体視力がある．視野は高齢者では160°以上が正常である．小さめの眼鏡をかけている場合は，足元に目を移す際に

Ⅰ 評価

視野が眼鏡から外れるため，距離感に異常が生じて転倒することがある．

f 全身協調性

協調性に関与する主要な因子は，視覚，体性感覚（表在感覚，深部感覚），前庭感覚（頭部の位置の変化に関する感覚）である．表在感覚は触覚，痛覚，温覚，深部感覚は振動覚，位置覚などである．

g 薬物

表2に示す．

h その他

上記項目のほか，複合的な観点から転倒のしやすさを評価する方法がある．高齢者の自覚症状のうち，体重減少（6ヵ月で2～3kg以上），疲労感，活動量低下，握力低下，1m/秒未満の歩行速度などが認められた場合は転倒が多い．また，Timed up and go（TUG）testは歩行能力のほか，動的バランスと敏捷性も包含される評価法である．13.5秒以上で転倒リスクが高いとされている．

> **POINT**
> - 筋力，バランス，俊敏性，持続性，視覚，全身協調性の異常と薬物が転倒の原因となる．
> - まず，動く習慣をつけると，様々な機能が連動して改善することが多い．30分に1回は立つことなどと具体的に指示することで転倒は予防できる．

Ⅱ. 治 療

II 治療

1 フレイル高齢者の高血圧――どの降圧薬を選べばよい？ 血圧管理目標値はどれくらい？

なぜ悩んでしまうのか？

- どの程度の高血圧レベルで治療を開始すべきかわからない．
- どれくらいまで血圧を下げればよいのかわからない．
- 血圧を評価するうえで，いつ血圧を測定するべきかわからない．

ズバリ解決!!

- 降圧対象は，原則は非高齢者と同様であるものの，75歳以上の収縮期血圧140～150mmHgおよびフレイルでは個別判断する必要がある．
- 65～75歳では140/90mmHg未満，75歳以上の降圧目標は150/90mmHg未満とし，忍容性があれば積極的に140/90mmHg未満に下げることを目標とする．ただし，高度に歩行障害を呈したようなフレイル症例においては収縮期血圧140mmHg以下にするとむしろ予後を悪化させるため注意が必要である．
- 家庭血圧や24時間自由行動下血圧の測定，および複数機会血圧測定をすることで，仮面高血圧や白衣高血圧を同定する．また，高齢者では起立性低血圧や食後低血圧の頻度も高いことから，起床後1時間以内および就寝前の適切な時間で血圧測定し，初診時や降圧薬変更時には起立時の血圧測定も行うことが必要である．

　高齢者の65～74歳の66％，75歳以上の80％が高血圧に罹患しているといわれており，高齢者高血圧に対する適切な治療指針が求められている．日本では「高血圧治療ガイドライン2014」(JSH2014)[1] や「高齢者高血圧診療ガイドライン2017」(JGS-HT2017)[2] にて高齢者高血圧治療に関する指針が示されている．高齢者，特に75歳以上ではフレイル，多数の合併症，認知症など多くの問題を内包する患者が多く病態が多様性である．また高齢者高血圧は様々な特徴を有している(表1)[1] ことから，個別に降圧目標を設定して治療を行うことが重要である．一

表1 高齢者高血圧の診断における注意点

高齢者高血圧の特徴
- 血圧動揺性の増大
- 収縮期高血圧の増加
- 白衣高血圧の増加
- 起立性低血圧や食後血圧低下の増加
- 血圧日内変動で夜間非降圧型 non-dipper の増加
- 早朝の昇圧（morning surge）例の増加
- 主要臓器血流量や予備能の低下
- 標的臓器の血流自動調節能の障害

血圧レベルの総合的な診断
- 繰り返し測定する
- 家庭血圧測定または24時間血圧測定を併用する
- 立位血圧を治療開始時，薬物治療開始後や変更後，立ちくらみの症状があるときなどに測定する（起立後3分での収縮期血圧が20mmHg以上低下した場合，起立性低血圧と診断する）
- 測定時の条件を考慮する（食後や服薬後など）
- 食事と関連した血圧低下症状（ふらつきなど）がある場合には，24時間血圧測定や食後の血圧測定を実施する（食後1時間での座位収縮期血圧が20mmHg以上低下した場合，食後血圧低下と診断する）

潜在的な合併症の診断
- 心房細動，大動脈弁狭窄症，大動脈瘤，腎血管性高血圧，頸動脈狭窄などは，治療方針全般の対応が異なり，診断は重要
- 胸腹部と頸部の聴診，腹部の触診などによりスクリーニングする

（日本高血圧学会高血圧治療ガイドライン作成委員会（編），高血圧治療ガイドライン2014，ライフサイエンス出版，p.89，表8-1，2014 [1] より許諾を得て転載）

方，高齢者においても降圧治療による脳卒中や心筋梗塞，心不全をはじめとする脳心血管病や慢性腎臓病（CKD）予防の意義が確立していることから，高度に機能が障害されていない高齢者に対しては，積極的降圧治療が勧められる．

▶ 高齢者における降圧目標とは❓

 降圧対象

　原則は非高齢者と同様であるものの，75歳以上の収縮期血圧140〜150mmHgおよびフレイルでは個別判断とされている．臨床研究に参加ができない程度に身体機能が低下した患者においては，降圧の有用性を決定する因子を同定することは困難であるがゆえに，降圧の適用や降圧目標は個別の判断とせざるを得ないというのがその理由である．

Ⅱ 治療

ⓑ 降圧目標

　65～75歳では140/90 mmHg未満，75歳以上の降圧目標は150/90 mmHg未満とし，忍容性があれば積極的に140/90 mmHg未満に下げることを目標としている(表2)[3]．これは，140/90 mmHg未満を実証するエビデンスがなく，高齢者高血圧のエビデンスとして重要なHYVETの降圧目標が150/90 mmHg未満であり，到達目標も140 mmHg未満にならなかったことや，サブ解析において150 mmHg以上で心血管病増加が示唆されたためである．JSH2014では，歩行速度が0.8 m/秒以上(6 mを7.5秒未満で歩くことができる)の高血圧者の生命予後は，非高血圧者に比べて不良であるが，7.5秒以上かかる人では高血圧の有無による有意差はなく，6 m歩行が完遂できない人は，むしろ高血圧群で生命予後がよかったという観察研究を取り上げており[4]，6 m歩行が完遂できない場合は個別に判断が必要としている．しかしながら，日本で行われたJATOS，VALISHでは，高齢者においても収縮期血圧を140 mmHg未満に安全に達成できることが示されており，また日本では脳卒中の頻度が高いことが考慮され，忍容性があれば140/90 mmHg未満を目標に降圧することで予後改善が期待できると結論づけている．

表2 65歳以上の高血圧患者の降圧目標の原則

65～74歳	140/90mmHg 未満
75歳以上	150/90mmHg 未満
	(忍容性があれば積極的に 140/90mmHg 未満)

忍容性があれば，更に130/80mmHg未満を目指す病態 (いずれも高齢者でのエビデンスは不十分で，安全性や経済性を含めて個別に判断する)
- 心筋梗塞後や心血管イベントリスクが重積した心臓病合併
- 蛋白尿陽性のCKD合併
- 抗血栓薬服薬中 (脳出血予防)
- ラクナ梗塞，脳出血，くも膜下出血の既往
- 糖尿病合併

降圧薬治療開始や降圧目標について個別判断が求められる病態
- 自力で外来通院できないほど身体能力が低下した患者
- 6 m歩行を完遂できないような状態
- 高度な身体機能低下を伴う介護施設入所者
- 認知症を有する患者
- エンドオブライフにある患者

(楽木宏美，山本浩一．日老医誌 2017; 54: 222-235 [3] より許諾を得て転載)

ⓒ 中～高リスク高血圧患者における降圧目標

　SPRINT では，脳卒中・糖尿病を除く中～高リスク高血圧患者に対して，120 mmHg 未満を目標とした積極的降圧により心血管イベント発生率および総死亡率低が低下した．また同研究のサブ解析では，75 歳以上の高齢者においても強化療法による心血管疾患の発症や全死亡の抑制効果が認められたことから，厳格降圧療法の妥当性が示された．ただし，SPRINT では外来血圧を自動診察室血圧計により複数回測定した血圧（automated office blood pressure：AOBP）に準拠して測定しているため，通常の外来血圧や家庭血圧と直接比較ができず，現時点で外来血圧を AOBP で示された 120 mmHg 未満へコントロールすべきとはいえない．したがって，脳・心血管疾患の既往，たんぱく尿陽性の CKD，抗血栓薬内服中，糖尿病などの患者に対しては，まずは年齢による目標値に到達することが第一目標とされるが，忍容性を考慮したうえで 140/90 mmHg を目指し，個別考慮で更に可能と判断すれば，130/80 mmHg を目標にする．

Column

【J 型現象】

　高血圧値とイベント発症の関係が正相関ではなく，到達血圧が一定より下回った場合に，むしろイベント発症が上昇したという報告があり，この現象は，J 型現象と呼ばれている．これまでの疫学的研究においても，115/75 mmHg 未満の血圧値においてイベントの発症抑制は示されてはいないため，J 型現象が懸念されるレベルまでの積極的降圧は勧められない．一方，高齢者では収縮期血圧の目標値を到達することで，拡張期血圧が 75 mmHg を下回ることも多い．INVEST のサブ解析では冠動脈バイパス術を施行された患者において，125/55 mmHg で最もイベント発症が少なくなり J 型現象を認めなかったことから，冠血流量の低下がなければ，J 型現象のリスクは軽減できることが推察される．したがって，冠動脈疾患合併高血圧患者における収縮期血圧の目標達成においては，拡張期血圧が 70 mmHg 未満になる場合は，心筋虚血に注意しながら降圧を図っていくことが求められる．

Ⅱ 治療

▶ 降圧薬選択のポイント

　降圧薬については非高齢者と同様であり，カルシウム拮抗薬，アンジオテンシン変換酵素阻害薬（ACE-I），アンジオテンシンⅡ受容体拮抗薬（ARB），利尿薬を第一選択薬とする[3]．β遮断薬については，他の降圧薬に比較して，血圧変動性が高く，脳卒中予防効果も劣るため，第一選択薬からは外れた．ただし，収縮能の低下した心不全患者に対するβ遮断薬の効果は65歳以上においても非高齢者と同等に認められていることから，心不全，頻脈，労作性狭心症，心筋梗塞後の患者に対してはβ遮断薬を第一選択薬として考慮する．その際は，高齢者ではβ遮断薬が禁忌（喘息，高度徐脈）や慎重使用（耐糖能異常，慢性閉塞性肺疾患，末梢動脈疾患）とされる病態を合併することが多いため注意が必要である．単剤の増量に比べて薬剤の併用により降圧効果，臓器保護効果，心血管イベント発症抑制効果が増強されることが臨床試験で示されており，更に薬剤の組み合わせによっては副作用が軽減される場合もあるため，降圧が不十分な症例に対しては患者の病態に応じた併用療法が推奨される．一方で，アドヒアランス不良の要因として，4剤以上の降圧薬服用があげられている[5]．服薬アドヒアランス，有害事象の発生および医療費負担を考慮して薬剤数はなるべく少なくすることが推奨されるため，ポリファーマシーが服薬アドヒアランス不良の要因のひとつと判断すれば，力価の強い1剤か配合剤への変更，一包化，服用法の単純化などを工夫し[6]，介護スタッフや薬剤師と連携した服薬管理を行う．併用については，カルシウム拮抗薬，ACE-I/ARB，利尿薬の併用が勧められるが，どの薬剤を選択するかに関しては，十分なエビデンスは存在しない．

POINT

- 高齢者では臓器血流障害や自動調節能障害が存在するため，降圧スピードを考慮する．
- 降圧薬の種類にかかわらず降圧治療開始後初期に転倒リスクが上昇することから，緊急に下げる病態がない限り，高齢者の降圧薬の初期投与量は常用量の1/2量から開始する．
- 増量する際は，脳虚血，心筋虚血，QOLの低下がないことを確認しながら，4週間～3ヵ月間隔で増量する．
- 起立性低血圧や食後低血圧の症例では，血圧が高いときほど症状が出現しやすいため注意が必要．

文献

1) 日本高血圧学会高血圧治療ガイドライン作成委員会（編）．高血圧治療ガイドライン2014，ライフサイエンス出版，東京，2014
2) 日本老年医学会「高齢者の生活習慣管理ガイドライン」作成ワーキング．高齢者高血圧診療ガイドライン2017．日老医誌 2017; **54**: 1-63
3) 楽木宏美，山本浩一．高齢者の生活機能を考慮した高血圧管理「高齢者高血圧診療ガイドライン2017」の活用．日老医誌 2017; **54**: 222-235
4) Odden MC et al. Rethinking the association of high blood pressure with mortality in
5) Turner BJ et al. Barriers to adherence and hypertension control in a racially diverse representative sample of elderly primary care patients. Pharmacepidemiol Drug Saf 2009; **18**: 672-681
6) 日本老年医学会（編）．健康長寿診療ハンドブック―実地医家のための老年医学のエッセンス，メジカルビュー社，東京，2011

Ⅱ 治療

2 フレイル高齢者の糖尿病はどう管理する？

なぜ悩んでしまうのか？
- QOL，生命予後の改善など治療効果の予測が難しい．
- 様々な合併症を併発しており，糖尿病だけではなく多くの疾患治療と併行して行う必要がある．
- 認知症や独居などの社会背景によっては治療の選択肢が限られる．
- 極端な食事制限や薬物療法の一部ではフレイルを進行させてしまう可能性がある．

ズバリ解決!!
- まずは患者の身体機能，認知機能，心理状態，栄養状態，合併症と投薬内容，社会・経済状況について評価を行う．
- 高齢者糖尿病の血糖コントロール目標に準じて治療目標を検討する．
- フレイル進行予防のための食事療法，運動療法を行いながら，低血糖を起こさない薬物療法を選択する．

▶ 治療にあたって考えるべきことは？

　高血糖の糖尿病患者ではフレイルになりやすく，平均余命が短くなることが報告されており[1]，合併症発症予防も重要ではあるが，いかにADL，QOLを維持または改善することで，健康寿命を延伸することが治療目標となる．多職種による高齢者総合機能評価（comprehensive geriatric assessment：CGA）により身体機能，認知機能，心理状態，栄養状態，薬剤，社会・経済状況などを総合的に評価して，糖尿病患者の治療や指導の方針の参考とする（表1）[2]．具体的な血糖コントロールの目標は，日本糖尿病学会と日本老年医学会の合同委員会が2016年に発表した「高齢者糖尿病の血糖コントロール目標（HbA1c値）」（図1）[2]における患者の特徴・健康状態のカテゴリーⅡまたはⅢに該当する．フレイル進行防止のため，

表1　CGAに基づいた高齢者糖尿病における教育内容

CGAの領域	CGAの問題領域	糖尿病教育の例
①身体機能 ②認知機能	基本的ADL低下 手段的ADL低下 サルコペニア，フレイル，歩行・バランス能力低下，転倒・骨折リスク，認知機能低下	○介護保険を申請し，認定を受ける ○デイケアや訪問リハビリテーションを利用する ○身体活動を増やす ○有酸素運動を勧める ○レジスタンストレーニングを勧める ○市町村の運動教室を利用する ○バランストレーニングを勧める ○転倒予防を行う ○低血糖や高血糖を避ける
③心理状態	うつ QOL低下	○傾聴やカウンセリングを行う ○精神科を受診し，必要があれば抗うつ薬を使用する ○訪問看護を利用する ○低血糖や高血糖を避ける ○運動療法を勧める ○糖尿病チームでかかわる
④栄養状態	低栄養 サルコペニア	○介護保険を申請し，認定を受ける ○体重が減らないようにする ○十分なエネルギーとタンパク質を摂る ○十分なビタミンとミネラルを摂る ○宅配食を利用する
	過栄養	○レジスタンストレーニングなどの運動を併用しながら減量する
⑤薬剤	重症低血糖のリスク	○非典型的な低血糖症状を教育する ○低血糖の対処法を教える ○炭水化物の摂取をほぼ一定にする ○食事摂取低下または下痢・嘔吐の場合に，SU薬中止やインスリン減量などの対処法についてあらかじめ教えておく ○血糖自己測定（SMBG）を利用する
	服薬アドヒアランス低下 インスリン注射のアドヒアランス低下 認知機能低下	○不必要な薬を中止する ○服薬回数を減らす ○服薬タイミングを統一する ○配合剤を利用する ○服薬サポートを介護者などに依頼する ○2型糖尿病の場合，インスリンの離脱やインスリンの回数を減らすことを試みる ○訪問看護を利用し，インスリンの手技を確認する
⑥社会・経済状況	独居，家族・社会サポート低下，社会ネットワーク低下	○介護保険を申請し，認定を受ける ○デイサービスを利用する ○ヘルパーを依頼する
	経済的問題	○訪問看護を利用する ○ケースワーカーに依頼する ○可能ならばコストの低い治療法を選択する

（日本老年医学会・日本糖尿病学会（編・著），高齢者糖尿病診療ガイドライン2017，南江堂，p.17，2017[2]）より許諾を得て転載）

Ⅱ 治療

患者の特徴・健康状態 注1)		カテゴリーⅠ ①認知機能正常 かつ ②ADL自立		カテゴリーⅡ ①軽度認知障害〜軽度認知症 または ②手段的ADL低下，基本的ADL自立	カテゴリーⅢ ①中等度以上の認知症 または ②基本的ADL低下 または ③多くの併存疾患や機能障害
重症低血糖が危惧される薬剤（インスリン製剤，SU薬，グリニド薬など）の使用	なし 注2)	7.0％未満		7.0％未満	8.0％未満
	あり 注3)	65歳以上75歳未満 7.5％未満 （下限6.5％）	75歳以上 8.0％未満 （下限7.0％）	8.0％未満 （下限7.0％）	8.5％未満 （下限7.5％）

図1　高齢者糖尿病の血糖コントロール目標（HbA1c値）

　治療目標は，年齢，罹病期間，低血糖の危険性，サポート体制などに加え，高齢者では認知機能や基本的ADL，手段的ADL，併存疾患なども考慮して個別に設定する．ただし，加齢に伴って重症低血糖の危険性が高くなることに十分注意する．
　注1：認知機能や基本的ADL（着衣，移動，入浴，トイレの使用など），手段的ADL（IADL：買い物，食事の準備，服薬管理，金銭管理など）の評価に関しては，日本老年医学会のホームページ（http://www.jpn-geriat-soc.or.jp/）を参照する．エンドオブライフの状態では，著しい高血糖を防止し，それに伴う脱水や急性合併症を予防する治療を優先する．
　注2：高齢者糖尿病においても，合併症予防のための目標は7.0％未満である．ただし，適切な食事療法や運動療法だけで達成可能な場合，または薬物療法の副作用なく達成可能な場合の目標を6.0％未満，治療の強化が難しい場合の目標を8.0％未満とする．下限を設けない．カテゴリーⅢに該当する状態で，多剤併用による有害作用が懸念される場合や，重篤な併存疾患を有し，社会的サポートが乏しい場合などには，8.5％未満を目標とすることも許容される．
　注3：糖尿病罹病期間も考慮し，合併症発症・進展阻止が優先される場合には，重症低血糖を予防する対策を講じつつ，個々の高齢者ごとに個別の目標や下限を設定してもよい．65歳未満からこれらの薬剤を用いて治療中であり，かつ血糖コントロール状態が表の目標や下限を下回る場合には，基本的に現状を維持するが，重症低血糖に十分注意する．グリニド薬は，種類・使用量・血糖値などを勘案し，重症低血糖が危惧されない薬剤に分類される場合もある．
　【重要な注意事項】糖尿病治療薬の使用にあたっては，日本老年医学会編「高齢者の安全な薬物療法ガイドライン」を参照すること．薬剤使用時には多剤併用を避け，副作用の出現に十分に注意する．
　（日本老年医学会・日本糖尿病学会（編・著）．高齢者糖尿病診療ガイドライン2017，南江堂，p.46，2017[2]）より許諾を得て転載）

　適切な食事療法，レジスタンストレーニングを含めた運動療法，安全な薬物療法を選択する必要がある．家族や社会的な支援なども最大限活用しつつ，治療そのものが生活の妨げ（QOLの低下）とならないように工夫することも重要である．

それぞれの治療効果は❓

ⓐ 食事療法

　フレイルな高齢者においても食事療法は糖尿病治療の要である．しかしながら厳格な食事療法は低栄養やフレイルの進行に結びつく可能性がある．一般的な食事療法である，標準体重1kgあたり25～30kcalは維持しつつ，体重の推移や血液検査データなどを参考の指標として適宜調整する必要がある．

　日本の高齢者の横断研究において，高たんぱく質食（70g/日以上）を摂取している高齢者ではフレイルの頻度が少ないと報告されているが[3]，高齢者糖尿病ではたんぱく質の摂取不足が明らかとなっている[4]．フレイルな患者の筋肉量維持，増進のためには十分なたんぱく質の摂取が必要であるが，加齢とともに嗜好の変化も加わり，たんぱく質摂取量は低下する傾向にある．一般的な糖尿病の食事療法の指導の際には，野菜を多く摂取する，脂物を避けるという指導がなされるが，フレイルを合併した患者では，重度の腎機能障害を合併していなければ魚・肉類の適量摂取（たんぱく質として全体エネルギー量の15～20％程度，1～1.2g/kg/日）も併せて励行することが望まれる．

ⓑ 運動療法

　高齢者糖尿病において定期的な運動療法の実施は生命予後，ADL維持，QOL改善に寄与し[5]，フレイル・サルコペニアの進行抑制につながると考えられる．糖尿病の一般的な運動療法としては有酸素運動を推奨することが多いが，フレイルを合併した患者ではレジスタンストレーニングの併用が推奨される．レジスタンストレーニングは，代謝改善，筋力増強，骨関節症状の改善，移動能力の向上，自己効力感など精神面へよい影響がある[6]．また，高齢者糖尿病では転倒による骨折リスクが高く，バランストレーニングを併用することで特に転倒歴のある高齢者糖尿病では転倒リスク軽減につながる[7]．レジスタンストレーニング，バランストレーニングともに1日30分程度でも，週2～3回，6～12週間と比較的短期間で効果が出てくるため，早期の介入が肝要である．

　高齢者糖尿病においては様々な合併症を併発しており，運動療法開始前のメディカルチェックおよび適切な負荷量の設定が必要である．また，長期間にわたって継続的に運動療法を行いつつ，定期的にその効果について評価し，負荷量の設定

Ⅱ 治 療

を適宜見直すことも重要である.

ⓒ 薬物療法

　高齢者糖尿病の血糖コントロール目標(HbA1c値)(図1)において,特にカテゴリーⅡ～Ⅲの上限値については,高血糖状態による脱水や感染症,死亡リスクの軽減を目的としており,下限値については重症低血糖を予防する目的で設定されている.

　メトホルミンを第一選択薬として薬物療法のアルゴリズムが細かく提案されている欧米とは異なり,日本における糖尿病治療薬の選択は,個々の患者の病態に応じて主治医の判断に委ねられている.フレイルを合併した高齢者糖尿病では,様々な合併症を有し,肝・腎機能低下による薬剤排泄遅延から副作用も起こしやすいため,他の合併症の悪化やシックデイ時も念頭に慎重に薬剤を選択することが望まれる.更に,併発症により多剤を併用することが多く,服薬アドヒアランスの低下が懸念されるため,必要に応じて合剤やweekly製剤なども活用し,極力シンプルな治療になるよう工夫が必要である.多剤併用は服薬アドヒアランスの低下に伴い,高血糖や重症低血糖,転倒,死亡リスクの上昇が報告されている.実際の薬剤選択として最も使用される頻度が高い薬剤はDPP-4阻害薬であろう.

　われわれも170例の65歳以上の高齢糖尿病患者について持続血糖測定(CGM)を用いて検討し,DPP-4阻害薬の使用は低血糖リスクを軽減することを報告した[8].近年,高用量のメトホルミンやSGLT2阻害薬が使用されるようになっているが,それぞれ適正使用に関するRecommendationが日本糖尿病学会から出されており,フレイル合併糖尿病患者においては使用前に慎重な判断を要する.また,週1回のGLP-1アナログ製剤も副作用が少なく,デバイスが簡便であることから頻用されるようになってきているが,消化器症状による食欲不振,体重減少,脱水などによるフレイル進行には注意を払う必要がある.

POINT

- CGAに基づき，個々の症例に合わせた治療目標を設定する．
- 食事療法ではたんぱく質摂取量にも注意しながら十分なエネルギー量に設定する．
- 運動療法では有酸素運動のみならずレジスタンストレーニング，バランストレーニングを取り入れて，フレイル進行予防を目指す．
- 薬物療法では合併症・併発症のみならず，低血糖予防やシックデイ時を考慮し，安全性を最優先に極力シンプルな治療になるよう工夫する．
- 家族や社会的な支援なども最大限活用しつつ，治療そのものが生活の妨げ（QOLの低下）とならないように注意する．

文献

1) Hubbard RE et al. Comparison of the prognostic importance of diagnosed diabetes, co-morbidity and frailty in older people. Diabet Med 2010; **27**: 603-606
2) 日本老年医学会・日本糖尿病学会（編・著）．高齢者糖尿病診療ガイドライン2017，南江堂，東京，2017
3) Kobayashi S et al. High protein intake is associated with low prevalence of frailty among old Japanese women: a multicenter cross-sectional study. Nutr J 2013; **12**: 164
4) Kamada C et al. Optimal energy distribution of carbohydrate intake for Japanese elderly patients with type 2 diabetes: the Japanese Elderly Intervention Trial. Geriatr Gerontol Int 2012; **12** (Suppl 1): 41-49
5) Wannamethee SG et al. Changes in physical activity, mortality, and incidence of coronary heart disease in older men. Lancet 1998; **351**: 1603-1608
6) Willey KA et al. Battling insulin resistance in elderly obese people with type 2 diabetes: bring on the heavy weights. Diabetes Care 2003; **26**: 1580-1588
7) Morrison S et al. Balance training reduces falls risk in older individuals with type 2 diabetes. Diabetes Care 2010; **33**: 748-750
8) Ishikawa T et al. Continuous glucose monitoring reveals hypoglycemia risk in elderly patients with type 2 diabetes mellitus. J Diabetes Investig 2018; **9**: 69-74

Ⅱ 治療

3 CKDを合併した高齢者における降圧治療の注意点は？

なぜ悩んでしまうのか？

- 降圧治療により，高齢CKD（慢性腎臓病）患者の末期腎不全への進展，心血管病の発症，生命予後などのアウトカムが改善するかがわからない．
- 高齢CKD患者における降圧目標がわからない．
- 高齢CKD患者でも，RA阻害薬が降圧治療の第一選択薬となるかがわからない．
- 減塩指導がうまくいかない．

ズバリ解決!!

- 75歳以上のCKDステージG3b～5患者は，降圧治療によって心血管病の発症や腎機能低下を抑制できる可能性がある．
- 末期腎不全への進展を抑制し，心血管病の合併を予防するためには，収縮期血圧は150mmHg未満まで緩徐に降圧する．
- 収縮期血圧が110mmHg未満に低下した場合は，降圧薬の減量または中止を考慮する．
- 高齢者は脱水になりやすく，臓器血流も低下しやすいため，降圧薬の第一選択はカルシウム拮抗薬が望ましい．
- 減塩を実践する場合は減塩調味料を使って調理し，加工食品はなるべく避ける．減塩調味料にはカリウムを多く含むものがあるため，栄養成分表記は必ずチェックする．

▶ 高齢CKD患者の降圧治療で考えることは？

　高齢CKD患者では，加齢によって糸球体および尿細管が形態的・機能的に変化している．尿細管では，電解質の再吸収能や尿の濃縮能が低下しているため，容易に脱水や電解質異常をきたす．更に，薬剤性の急性腎障害（AKI）が発症しや

すく，AKI を発症すると腎機能の低下速度が促進される．また，高齢 CKD 患者ではサルコペニア，フレイルが合併しやすく，転倒・骨折や認知機能低下のリスクが高い．

　したがって，降圧治療の目標は透析導入や心血管イベントの予防，生命予後の改善のみならず，手段的な日常生活活動（ADL），生活の質（QOL）の維持・向上や要支援・要介護状態への移行防止まで含める必要がある．

▶ 降圧目標の上限は❓

　「CKD ステージ G3b〜5 診療ガイドライン 2017（2015 追補版）」（日本腎臓学会）[1]では，アルブミン・たんぱく尿のレベルに関係なく，糖尿病を合併した CKD の降圧目標は 130/80 mmHg 未満，糖尿病を合併していない CKD の降圧目標は 140/90 mmHg 未満を維持するよう推奨している．

　高齢 CKD 患者で降圧治療と腎予後をみた SHEP 研究（平均年齢 72 歳）では，収縮期血圧 158〜163 mmHg の患者群と比較し，176〜213 mmHg の患者群は血清クレアチニンが 0.4 mg/dL 以上増加するリスクが有意に高かった[2]．更に，70 歳以上の日本人 CKD 患者（平均年齢 76 歳）を対象とし，家庭血圧と eGFR の年間低下速度を比較したコホート研究[3]では，家庭血圧と eGFR 低下速度の間には負の関係がみられた．

　日本人を含む多施設国際共同試験である PROGRESS 試験のサブ解析[4]では，高齢 CKD 患者（平均年齢 70 歳）を対象に降圧レベルと脳卒中の再発率を検討しているが，収縮期血圧を 160 mmHg 未満まで降圧すると，再発率は有意に抑制された．同様に，米国の退役軍人（平均年齢 68.4 歳）を対象としたコホート研究[5]でも，CKD 患者では収縮期血圧 139〜159 mmHg，拡張期血圧 70〜89 mmHg の群で最も総死亡率が低かった．

　以上の報告を踏まえ，「CKD ステージ G3b〜5 診療ガイドライン 2017（2015 追補版）」[1]では，75 歳以上の CKD ステージ G3b〜5 患者では収縮期血圧を 150 mmHg 未満まで緩徐に降圧するよう推奨している．ただし，合併症やフレイル状態には個人差があるため，降圧目標の上限はあくまでも目安であり，担当医の判断で柔軟に降圧治療を行う．

Ⅱ 治療

▶ SPRINT研究の結果をどう見る❓

　2015年に発表されたSPRINT研究（The Systolic Blood Pressure Intervention Trial）は，これまでのガイドラインに一石を投じる結果であった．本研究は，糖尿病や脳卒中既往を伴わない高齢高血圧患者（平均年齢68歳）を対象に，降圧目標を収縮期血圧120 mmHg未満の強化降圧群と140 mmHg未満の通常降圧群に振り分け，心血管系合併症をアウトカムに検討した研究である．
　75歳以上の非糖尿病CKD患者を対象としたサブ解析[6]でも，強化降圧群は通常降圧群と比較し，全体死および心血管系合併症のリスクが有意に低下していた．一方，強化降圧群はeGFRの低下速度がわずかに速く，AKI発症や低カリウム血症，高カリウム血症の合併が有意に多い結果であった．
　本研究では，施設内の邪魔の入らない環境で5分間安静にしたのち，自動血圧計を用いて血圧を3回測定しており，これまでの研究とは血圧の測定法が異なる．そのため，目標血圧＜120 mmHgをそのまま高齢者CKD診療に適用するか否かについては，いまだ結論が出ていない．

▶ 降圧目標の下限は❓

　腎臓専門外来に通院中の日本人CKD患者を対象とした艮陵研究（平均年齢60.0歳）[7]では，収縮期血圧が110 mmHg未満，拡張期血圧が70 mmHg未満になると，腎予後は変わらなかったものの，全死亡や心血管事故が有意に増えたことから，CKD患者における降圧目標の下限は110/70 mmHg以上と報告している．同様の関連性は，米国人を対象とした研究でも確認されている．
　そのため，「CKDステージG3b～5診療ガイドライン2017（2015追補版）」[1]では，収縮期血圧が110 mmHg未満に低下する場合や，めまい，ふらつきなどの症状が出現する場合には，降圧薬の減量または中止を考慮するよう提言している．

▶ 降圧薬選択のポイントは❓

　高齢CKD患者において，どの降圧薬を選ぶかについてはいまだ十分なエビデンスがない．CKD患者の腎・心血管予後は，たんぱく尿の程度に影響されるため，

降圧治療の目標はたんぱく尿の減少となる．しかし，動脈硬化が進行した高齢者では，特にRA系阻害薬を継続的に使うと，暑い季節には急激なeGFR低下によるカリウム異常や過剰降圧をきたすことがある．

最近の報告[8]では，eGFRが20％以上急速に低下すると，末期腎不全に移行するリスクが高くなることから，たんぱく尿の抑制を目的としてRA系阻害薬を投与する場合でも，症例を慎重に選んでから治療を開始する必要がある．

「CKDステージG3b〜5診療ガイドライン2017（2015追補版）」[1]では，高齢者の脱水や虚血に対する脆弱性を考慮し，第一選択薬，あるいは他の降圧薬の降圧効果が不十分な場合の併用薬として，RA系阻害薬や利尿薬ではなく，安全性の高いカルシウム拮抗薬が望ましいとしている．

▶ 減塩指導はどうする❓

一般に，高齢者CKDでは食塩感受性が増している．そのため，塩分制限は降圧に有効であり，1日食塩摂取量は3g以上，6g未満が目標となる．特に，和食中心で塩分摂取量の多い日本人高齢者には減塩指導は有効である．

実際に減塩するためには，食塩量の少ない調味料を使って調理し，食塩が多く含まれる加工食品を取り過ぎないようにする工夫が必要である．酢やマヨネーズ，レモンなどの食塩が少ない調味料，香辛料（こしょう，七味，カレー粉，わさび）や香味野菜（青じそ，にんにく，しょうが，ごま）を使い，風味を加えるようにする．また，肉や魚に下味をつける場合は，食塩を含む調味料で味つけせず，しょうゆやソース，塩などを量ってから小皿に入れ，食べる前に料理の表面を味つけするか，刺身のようにつけて食べるようにしてもらう．ただし，減塩調味料にはカリウムが多く含まれるため，栄養成分表示にカリウムの記載がないものやカリウム含有量が多いものは避けてもらう．

コンビニエンスストアで売っている弁当やサンドウィッチなどには，ナトリウム量が記載されている．ナトリウム量(mg)に2.54を掛けて1,000で割った数値が食塩量(g)に相当する．必ず購入前に栄養成分表示でナトリウム量をチェックし，なるべく少ないものを選んでもらう．

II 治療

POINT

- 高齢CKD患者における降圧療法は，過度の降圧を避け，収縮期血圧＜150mmHgを維持することがポイントとなる．収縮期血圧＜110mmHg，拡張期血圧＜70mmHgまで降圧すると，心血管イベントの発症や死亡リスクが高くなるため，降圧薬の減量や中止について考慮する．
- 高齢CKD患者では脱水や臓器のリスクが高いため，降圧薬の第一選択はRA系阻害薬や利尿薬よりもカルシウム拮抗薬が望ましい．
- 高齢CKD患者では食塩感受性が亢進しているため，減塩は降圧に有効である．

文献

1) 慢性腎不全診療最適化による新規透析導入減少実現のための診療システム構築に関する研究班．CKDステージG3b〜5診療ガイドライン2017（2015追補版）．日腎会誌 2017; **59**: 1093-1216
2) Young JH et al. Blood pressure and decline in kidney function: findings from the Systolic Hypertension in the Elderly Program (SHEP). J Am Soc Nephrol 2002; **13**: 2776-2782
3) Okada T et al. Prognostic significance of home blood pressure control on renal and cardiovascular outcomes in elderly patients with chronic kidney disease. Hypertens Res 2009; **32**: 1123-1129
4) Ninomiya T et al. Lower blood pressure and risk of recurrent stroke in patients with chronic kidney disease: PROGRESS trial. Kidney Int 2008; **73**: 963-970
5) Kovesdy CP et al. Blood pressure and mortality in U.S. veterans with chronic kidney disease: a cohort study. Ann Intern Med 2013; **159**: 233-242
6) Cheung AK et al. Effects of intensive BP control in CKD. J Am Soc Nephrol 2017; **28**: 2812-2823
7) Yamamoto T et al. Relationship between low blood pressure and renal/cardiovascular outcomes in Japanese patients with chronic kidney disease under nephrologist care: the Gonryo study. Clin Exp Nephrol 2015; **19**: 878-886
8) Ku E et al. Acute declines in renal function during intensive BP lowering: Implications for future ESRD risk. J Am Soc Nephrol 2017; **28**: 2794-2801

フレイル高齢者の虚血性心疾患に対する適切な治療は薬物療法か？ 冠動脈血行再建術か？

なぜ悩んでしまうのか？

- QOL や生命予後の改善など治療効果の予測・評価が難しい．
- 心不全，脳血管障害，末梢動脈疾患，心房細動，悪性腫瘍，腎不全，貧血など併存疾患が多く，症例によって予後やリスクが異なるため，治療の選択に難渋する．
- 冠動脈血行再建術は，侵襲性が高く，不穏・出血・血栓症などのリスクがある．
- 多枝病変，左主幹部病変，高度石灰化病変が多く，経皮的冠動脈インターベンション（PCI）治療に難渋することも多い．

ズバリ解決!!

- まずは，至適薬物療法（optimal medical therapy：OMT）を実践する．
- OMT を実施したうえで，虚血範囲や重症度の定量的評価により，リスク層別化を行う．
- 冠動脈血行再建術の適切性基準（appropriate use criteria：AUC）に従って治療方針を検討する．

▶ 治療にあたって考えるべきことは❓

　治療目標は，目の前にある苦痛の回避や不安解消など QOL の改善と，身体活動レベルの回復・維持，心不全の発症予防など，"健康寿命の延伸"である．
　年齢やフレイルの重症度も考慮して，安定した虚血性心疾患に対する治療が適切かどうかを評価する．

Ⅱ 治療

▶ それぞれの治療効果は❓

ⓐ 薬物療法

　非心原性脳梗塞や末梢動脈疾患などの動脈硬化性疾患を予防するためには，高齢者においても薬物療法の役割は非常に重要で，メディカルインターベンションとも呼ばれる．

　アスピリン，スタチン，ACE阻害薬，β遮断薬は，心血管イベント抑制効果だけでなく，総死亡に対する抑制効果が証明されている．日本のCREDO-Kyoto registryでは，80歳以上の超高齢者においても，スタチンが総死亡や心血管死など予後改善効果を示す可能性が示唆されている．

　ACE阻害薬は高齢者においても二次予防効果が確立された薬剤である一方で，高齢者の誤嚥性肺炎予防効果も報告されており，心不全や左心機能低下例には特に有効と考えられる．

　低リスクの安定した虚血性心疾患患者を対象に経皮的冠動脈インターベンション（PCI）と至適薬物療法（OMT）の効果を検討した無作為比較試験（RCT）のメタ解析では，総死亡および非致死的心筋梗塞の発症率に両治療群間で有意差は認められなかった（図1）[1]．

ⓑ 冠動脈血行再建術（PCIおよびCABG）

　安定した虚血性心疾患患者に対する冠動脈血行再建術は，薬物療法に比較して速やかに，より効果的に症状改善が得られるため，QOLの改善効果が高い．

　冠動脈バイパス術（CABG）はQOLの改善だけでなく，長期生命予後を改善し，心筋梗塞発症予防効果を示すことが立証されている．

　PCIの治療戦略の向上と薬剤溶出ステントの進化により，80歳以上の超高齢者においてもPCIは有効かつ安全な治療であることが報告されている．特に，日本では，低侵襲な経橈骨動脈インターベンションが一般的なアプローチになっており，術後の安静や行動制限が経大腿動脈インターベンションと比較して最小限で，出血性合併症も低いうえに，生命予後まで改善させる．

4. フレイル高齢者の虚血性心疾患に対する適切な治療は薬物療法か？ 冠動脈血行再建術か？

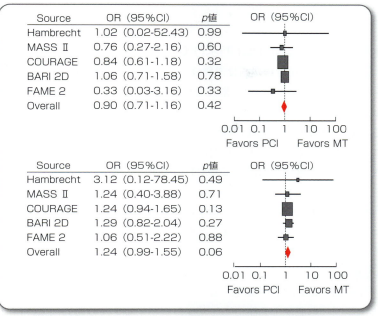

図1 経皮的冠動脈インターベンション（PCI）と適切な薬物療法による死亡および非致死的心筋梗塞に対する予防効果
安定した冠動脈疾患患者を対象とした臨床試験のメタ解析．
(Stergiopoulos K et al. JAMA Intern Med 2014; 174: 232-240 [1]) を参考に作成）

▶ それぞれの問題点と，その解決法

ⓐ 薬物療法

問題点 ①服薬アドヒアランスの維持が難しい

- 高齢者に対する薬物療法における最大の問題点は，服薬アドヒアランスの低下である．
- 加齢とともに合併する疾患が増加し，多剤処方による肝機能障害や腎機能障害，薬物相互作用による副作用も懸念される．

解決法

➡ お薬手帳を作成して内容を確認する／薬剤を一包化する

- 服薬アドヒアランスと治療効果を高めることが報告されており，高齢者の服

II 治療

薬管理において重要なポイントである．

ⓑ 冠動脈血行再建術（PCI および CABG）

問題点 ①冠動脈血行再建術は侵襲性が高い

- 侵襲性の高い CABG では，術後の長期臥床により，廃用症候群や認知症が悪化する可能性がある．
- CABG と比較して侵襲性が低い PCI であるが，多枝病変，高度石灰化や屈曲蛇行により治療に難渋する症例が少なくない．また，心筋梗塞発症予防効果や生命予後改善効果に関して OMT と比較して優越性を示す十分なエビデンスがない[1〜3]．
- 局所麻酔で実施する PCI では術中に尿意や腰痛，体位や肢位の維持などに耐えがたい不安や不満を訴えることも少なくなく，不穏状態を引き起こすことがある．

解決法

➡ 虚血範囲や重症度の定量的評価により，リスク層別化を行う．
- 虚血範囲・重症度と心筋梗塞の発症および生命予後の間には強い相関が認められるため，軽度の症状があっても，虚血の範囲が狭い場合や客観的な虚血が証明されない場合には，冠動脈血行再建術は推奨されない（図2）[4]．

➡ 薬物療法の内容や併存疾患，および冠動脈病変に基づき，冠動脈血行再建術の適応および術式に関する適切性（AUC）を評価する（表1）[5]．

➡ 冠動脈造影を実施した場合には，冠動脈造影の際に冠血流予備量比（fractional flow reserve：FFR）で虚血評価を実施する．
- FFR を用いた虚血評価に基づく冠動脈血行再建術は，治療後の心血管イベント改善効果がメタ解析で報告されている[6]．

➡ 橈骨動脈アプローチで経皮的冠動脈インターベンション（PCI）を実施する．

問題点 ②転倒リスクや，消化管出血などの出血リスクが高い

- 薬剤溶出ステント（DES）を用いた PCI 後，ステント血栓症予防のため一定期間は抗血小板薬を2剤（dual anti-platelet therapy：DAPT）服用するが，フレイル高齢者においては，転倒に伴う頭部外傷や骨折，消化管出血など出血リスクの上昇も大きな問題である．
- 高齢者では心房細動を合併している症例も多く，抗血栓薬も含めた3剤（triple anti-platelet therapy：TAPT）服用となるため，より重大な出血リスクが問題

4. フレイル高齢者の虚血性心疾患に対する適切な治療は薬物療法か？ 冠動脈血行再建術か？

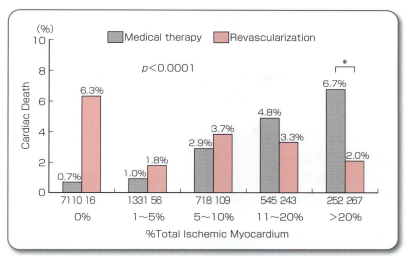

図2 薬物療法と冠動脈血行再建術による心臓死のリスク：SPECTを用いた心筋虚血重症度による層別化解析

虚血が証明されない症例に対する冠動脈血行再建術は心臓死のリスクを高めるが，重症虚血を認める症例においては薬物療法と比較して有意に心臓死のリスクを低下させる．
(Hachamovitch R et al. Circulation 2003; 107: 2900-2906 [4] を参考に作成)

表1 日本における安定冠動脈疾患に対する冠動脈血行再建術の適切性基準（AUC）

	解剖学的条件	PCI適応	CABG適応
1枝/2枝病変	LAD近位部病変なし	ⅠA	ⅡbC
	LAD近位部（入口部を除く）病変あり	ⅠC	
	LAD入口部病変あり	ⅡbC	
3枝病変	LAD近位部病変なし	ⅡbB	ⅠA
	LAD入口部病変あり	ⅢB	
非保護左主幹部病変	入口部，体部の単独病変あるいは＋1枝病変	ⅡbC	
	分岐部病変の単独病変あるいは＋1枝病変	ⅢC/ⅡbC※	
	多枝病変	ⅢC	

※：Ⅱbは回旋枝入口部に病変なくかつ心臓外科医を含むハートチームが承認した症例
(日本循環器学会ほか．安定冠動脈疾患における待機的PCIのガイドライン（2011年改訂版），p.10 (www.j-circ.or.jp/guideline/pdf/JCS2011_fujiwara_h.pdf) [5] より許諾を得て転載) (2019年3月閲覧)

となる．

解決法

➡ 重大な出血リスクを回避するための工夫をする．
- 日本におけるJ-Cypherレジストリー研究では，6ヵ月以内のチエノピリジン

Ⅱ 治　療

系抗血小板薬の投与中止はステント血栓症のリスクとなるが，6ヵ月以降にチエノピリジン系抗血小板薬を中止しても，2年間の観察期間における心事故の発症リスクは上昇しないことが報告されている．
- また，1年以上のDAPT継続による心事故抑制効果の有用性は，糖尿病や心筋梗塞の合併，高度冠動脈複雑病変で層別化しても認められないことが報告されている．
- 漫然とDAPTを継続せず，6ヵ月以降に単剤（single anti-platelet therapy）に変更するなど考慮が必要．
- また，心房細動を合併する高齢者に対するPCI後のTAPTに関しては，直接経口抗凝固薬（direct oral anticoagulants：DOACs）とチエノピリジン系抗血小板薬によるDAPTを考慮する．

問題点 ③内服薬の休薬や中止による血栓症リスクがある
- 高齢者は悪性腫瘍をはじめとする非血管疾患の合併率が高く，出血リスクのある生検や手術を受ける機会も多い．それに伴う抗血小板薬の休薬により，脳梗塞などの血栓症リスクが増大することも問題である．

解決法
➡ PCI後12ヵ月以内に外科的治療の可能性がある場合には，ベアメタルステント留置もしくはバルーン治療（plane old balloon angioplasty：POBA）を考慮する．
- DES留置例で外科的処置が必要な場合，可能であればアスピリンは継続することが推奨されている．

➡ 患者教育を行い，検査や周術期管理に関する各関連科と密に連携する．
- 抗血栓薬服用者に対する消化器内視鏡ガイドラインによると，内視鏡的粘膜生検は，アスピリン，それ以外の抗血小板薬，抗凝固薬のいずれか1剤を服用している場合には休薬の必要がないが，いずれにしても，抗血栓薬内服の休薬や中止による血栓症リスクの患者教育，および各関連科との密な連携が必要である．

4. フレイル高齢者の虚血性心疾患に対する適切な治療は薬物療法か？ 冠動脈血行再建術か？

POINT

- 何を目標に治療するかを決定するためには，患者の身体的・精神的状態，社会的環境を細かく把握（フレイル評価）することが最も重要である．そして，その評価に応じたテーラーメイド医療を実践する．
- 虚血範囲・重症度と心筋梗塞の発症および生命予後の間には強い相関が認められるため，軽度の症状があっても，虚血の範囲が狭い場合や客観的な虚血が証明されない場合には，冠動脈血行再建術は推奨されない．

Column

【安定狭心症に対するPCIに一石を投じる衝撃の結果――ORBITA試験[3]】

本試験の対象は，少なくとも冠動脈1枝に70%以上の狭窄病変を認める18〜85歳の安定狭心症の患者で，シャム手技を対照群に手技6週間後の運動耐容能に対するPCIの有効性を検証したRCTである．診療ガイドラインに従った6週間のOMTを全例に実施したあと，FFRおよび瞬時血流予備量比（iFR）で冠動脈病変の虚血が確認されている病変を対象に，PCIまたはシャム手技を実施したが，PCI施行群における運動耐容能の改善率に有意差が認められなかった．更に，最大酸素摂取量，運動負荷時の心電図変化，狭心症症状の重症度，QOLなどにおいても，PCIの優越性が確認できなかった．

現在，中等度〜重症の心筋虚血を示す安定した冠動脈疾患を対象にISCHEMIA試験が実施されている．本試験は3年間の観察期間で心血管死亡や心筋梗塞の発症率およびQOLに対する効果をOMTと適切なPCIを実施する2群間で比較検討するRCTで，ORBITA試験で立証された安定した虚血性心疾患に対するOMTの重要性に対する追認と，循環器デバイス治療の位置づけを確認する重要な試験として結果が期待される．

文献

1) Stergiopoulos K et al. Percutaneous coronary intervention outcomes in patients with stable obstructive coronary artery disease and myocardial ischemia: A collaborative meta-analysis of contemporary randomized clinical trials. JAMA Intern Med 2014; **174**: 232-240
2) Nishigaki K et al. PCI plus medical therapy reduces the incidence of acute coronary

syndrome more effectively than initial medical therapy only among patients with low-risk coronary artery disease: a randomized comparative multicenter study. JACC Cardiovasc Interv 2008; **1**: 469-479
3) Al-Lamee R et al. Percutaneous coronary intervention in stable angina (ORBITA): a double-blind, randomized controlled trial. Lancet 2018; **391**: 31-40
4) Hachamovitch R et al. Comparison of the short-term survival benefit associated with revascularization compared with medical therapy in patients with no prior coronary artery disease undergoing stress myocardial perfusion single photon emission computed tomography. Circulation 2003; **107**: 2900-2906
5) 日本循環器学会ほか．安定冠動脈疾患における待機的PCIのガイドライン（2011年改訂版） www.j-circ.or.jp/guideline/pdf/JCS2011_fujiwara_h.pdf（2019年3月閲覧）
6) Johnson NP et al. Prognostic value of fractional flow reserve: Linking physiologic severity to clinical outcomes. J Am Coll Cardiol 2016; **64**: 1641-1654

5 フレイル高齢者に対する抗凝固療法はどう実践すればよい？

なぜ悩んでしまうのか？

- 独居高齢者の増加，認知機能の低下などから，疾患理解や患者教育の効果が乏しい．
- 冠動脈疾患，腎不全，悪性腫瘍，貧血などを合併していることが多い．
- フレイル高齢者はよく転倒する．
- 血栓予防のメリットと出血性合併症のデメリットとのバランスを取るのが難しい．

ズバリ解決!!

- フレイル高齢者に内在する問題点を浮き彫りにする．
- 本人だけでなく家族も交えて疾患理解，服薬指導などの患者教育を行う．
- 転倒リスクが高くても，CHADS$_2$ スコアが高いフレイル高齢者に対しては，抗凝固療法を積極的に導入する．
- フレイル高齢者への抗凝固療法は一筋縄ではいかない場合が多い．常に試行錯誤しながら患者個々に合わせた選択が必要である．

　抗凝固療法に限ったことではないが，高齢者，特にフレイル高齢者に対する服薬管理は非常に難しい．生命予後などのハードエンドポイントを指標としたエビデンスを睨みつつ，QOL や ADL に重きを置いた治療選択が必要な場合がある．しかし，これは時にガイドラインと矛盾する．個人差の大きいフレイル高齢者に起こりやすい様々な問題点を明らかにし，治療介入を行う必要がある．

▶ 抗凝固療法を導入する前に

　抗凝固療法を導入する際には，内服で得られる全身性塞栓症の予防メリットと，主に出血性合併症のデメリットとを天秤にかけなければならない．フレイル高齢

II 治療

者に対する抗凝固療法は悩ましい場面が多い．特に認知機能の低下により，病状や内服の必要性，出血のリスクなどを十分に説明したつもりでも，伝わっていない場合が多い．このような患者に抗凝固療法を導入する場合には，本人だけでなく家族に対しても同様の説明を行い，時に家族とともに抗凝固療法の是非を判断する場合もある．

▶ どのような病態に抗凝固療法が必要となるのか？

　抗凝固療法が必要な主な病態としては，心房細動，深部静脈血栓症，機械弁留置術後などがある．機械弁留置術後は使える抗凝固療法は現在のところワルファリン一択であるが，前二者はワルファリンに加えて直接経口抗凝固薬（direct oral anticoagulants：DOACs）が使用できる．心房細動におけるいくつかの研究において，フレイル高齢者に対する抗凝固療法のエビデンスが出てきており，以下，心房細動における抗凝固療法を中心に概説し，機械弁留置後の抗凝固療法についても少し触れておく．

▶ フレイル高齢者に内在する問題点を明らかにする

　フレイル高齢者に対しては繊細な内服管理を必要とする．以下にあげるような問題点が内在しているものとして，抗凝固療法の是非，種類を選択していく．

ⓐ 食事量や服薬アドヒアランスが不安定

　フレイル高齢者は食欲が不安定なことが多く，食事量が一定しない．また，核家族化が進み高齢者夫婦および独居高齢者の増加，ならびに認知機能の低下により，服薬アドヒアランスが低下する．

ⓑ 認知機能の低下，転倒リスクの増加

　フレイルは，従来の身体的側面のみの評価だけでなく，認知機能を含めた精神心理的，社会的側面に対する評価も含む定義が提唱されている[1]．認知機能の低下は，疾患理解や教育介入を難しくし，服薬アドヒアランスを低下させる．そして多くは進行性である．また，認知機能の低下は転倒リスクの増加とも関連しており，抗凝固療法の導入や継続を困難にする．本人が意思決定できないほど認知症が進

行すると，家族に十分に説明したうえで，抗凝固療法の投与を控えることもある．

ⓒ シックデイ (sick day)

　フレイル高齢者は体調を崩しやすい．季節の変わり目や，軽い上気道炎などでも食事摂取不良となる．食事や水分をほとんど摂っていないにもかかわらず，真面目に抗凝固薬を内服し，更に薬剤干渉を起こす可能性のある抗菌薬などの他薬剤を併用することで，抗凝固療法の効果が不安定となる．

ⓓ 他疾患の合併

　フレイル高齢者は，冠動脈疾患，腎不全，貧血，悪性腫瘍など様々な疾患を合併していることが多い．特に，狭心症や脳梗塞の既往があり，抗血小板薬に更に抗凝固薬を併用しなければならない場合は，出血のリスクがより高くなる．貧血は時に高度で，その原因が活動性の消化管出血の場合には，抗凝固療法の導入ができない．また，出血の既往がある患者やそのリスクが高い患者に対しては，抗凝固薬の選択に注意が必要であり，中和薬のあるワルファリンやダビガトランを選択する場合が多い．僧帽弁狭窄症に伴う心房細動，機械弁留置患者や腎不全がある程度進行した患者（eGFR＜15）に対しては，DOACsの適応はなく，ワルファリンのみが使用可能である．

▶ 高齢者心房細動は塞栓症リスク，出血リスクのどちらも高い

　2011年から施行されたFushimi AF Registryでは，心房細動患者全体のうち75歳以上の患者が半数以上を占めていた．今後ますます高齢化が進む日本において，心房細動は増加の一途をたどるものと思われる．単純に心房細動という病態だけを考えると，CHADS$_2$スコアやCHA$_2$DS$_2$-VAScスコアを用いて心原性脳梗塞のリスクを，HAS-BLEDスコアを用いて出血のリスクを評価したうえで抗凝固療法が開始される（表1）．しかし，心房細動を合併した高齢者の半数以上はフレイルの状態にあり，フレイルの存在はCHA$_2$DS$_2$-VAScスコアや年齢以上に予後を規定する因子である．前述のFushimi AF Registryでも，フレイルを示唆する低体重患者は，抗凝固療法の有無などを調整しても脳卒中や死亡のリスクが有意に高いことが報告されている[2]．このようにフレイル高齢者というだけで，予後は悪いのである．

　更に，加齢とともに血管が脆弱となり，悪性腫瘍や出血性疾患の合併，腎不全

II 治療

表1 各種スコア

CHADS$_2$スコア	Congestive heart failure/LV dysfunction（心不全，左室機能不全）；1点，Hypertension（高血圧）；1点，Age（75歳以上）；1点，Diabetes mellitus（糖尿病）；1点，Stroke/TIA（脳梗塞，一過性脳虚血発作の既往）；2点
CHA$_2$DS$_2$-VAScスコア	Congestive heart failure/LV dysfunction（心不全，左室機能不全）；1点，Hypertension（収縮期血圧≧140mmHg）；1点，Age（75歳以上）；2点，Diabetes mellitus（糖尿病）；1点，Stroke/TIA（脳梗塞，一過性脳虚血発作の既往）；2点，Vascular disease（冠動脈疾患）；1点，Age（65歳以上74歳以下）；1点，Sex category（女性）；1点
HAS-BLEDスコア	Hypertension（収縮期血圧≧140mmHg）；1点，Abnormal renal/liver function（腎機能障害，肝機能障害）；各1点，Stroke（脳卒中）；1点，Bleeding（出血歴）；1点，Labile INR（INR≧3.5のエピソード）；1点，Elderly（65歳以上）；1点，Drugs（抗血小板薬の使用）；1点

や高血圧症の併存などにより，高齢者に対する抗凝固療法は更に出血のリスクを押し上げてしまう．特にフレイル高齢者は転倒しやすく，後述する転倒に伴う頭蓋内出血を含む重篤な出血は抗凝固療法を躊躇するひとつの要因となっている．

▶ 転倒リスクの高い心房細動患者

　フレイル高齢者に転倒はつきものである．在宅後期高齢者において，1年間に1回以上転倒した者の割合は，日本において20～30％と報告されており，高齢者施設で発生する事故も転倒が最多である．転倒リスクが高いと，転倒による骨折や重篤な出血のリスク因子となることが知られている．一方で，平均80歳の超高齢者の転倒高リスク患者における検討では，ワルファリンの内服は頭蓋内出血を増やさず，むしろ転倒は脳塞栓のリスク因子であった．また，CHADS$_2$スコアが2点以上で院外死亡，脳梗塞による入院，心筋梗塞，出血の複合エンドポイントの抑制に対して，抗凝固療法の恩恵があると報告している[3]．85歳以上の超高齢者を検討したFushimi AF Registryのサブ解析では，高齢になるにつれ低体重の割合が増加し，脳卒中や全身性塞栓症の発症率が高い反面，出血性イベントは85歳以上とそれ未満では差がなく，塞栓症や死亡率に比べて低率であった（図1）[4]．本検討では85歳以上の抗凝固療法の導入率が低かったことから解釈には注意が必要だが，塞栓症リスクの高い患者に対しては，転倒リスクがあっても，抗凝固療法を躊躇すべきではないと考える．実臨床では，患者の状態が一様ではなく，判断に迷う場合が少なくないが，転倒を繰り返すフレイル高齢者に対する抗凝固療法については，出血のリスク，塞栓症のリスク双方に高いことを念頭に置いたうえで，

5. フレイル高齢者に対する抗凝固療法はどう実践すればよい？

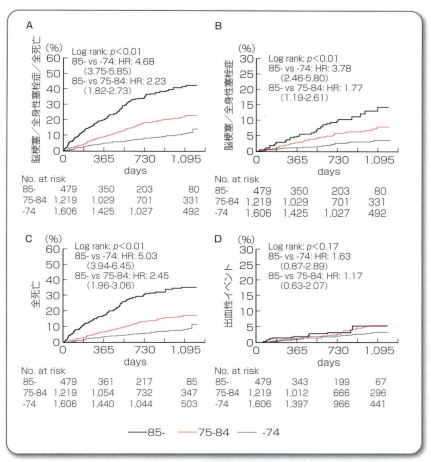

図1 Fushimi AF Registry における年齢別のイベントをみたサブ解析結果
(Yamashita Y et al. Chest 2016; 149: 401-412 [4]) を参考に作成)

認知機能や ADL がある程度保たれており，$CHADS_2$ スコアの高い患者に対しては抗凝固療法を導入・継続すべきと思われる．

▶ 発作性心房細動に対する抗凝固療法

発作性心房細動と持続性心房細動で全身性塞栓症の発症率は同等であることが

Ⅱ 治療

ACTIVE W 試験で明らかにされており，発作性心房細動においても抗凝固療法が必要であることに異論はない．しかし，なんらかの手術後，発作性心房細動を認めたが，その後まったく再発なく，CHADSスコアが年齢のみの1点のフレイル高齢者に対して，抗凝固療法を永続的に続けることが適切なのだろうか．この問いに今のところエビデンスはないが，高血圧や糖尿病などの他のリスクがなく，長期間洞調律が維持できているようであれば，抗凝固療法を減量または中止することも選択肢のひとつであり，患者本人および家族と話し合いながら継続の是非を判断していくこともある．

▶ ワルファリンか❓　DOACs か❓

　最近は DOACs についてリアルワールドのエビデンスが蓄積されてきており，安心して使用できるようになってきている．DOACs の塞栓症予防効果はワルファリンに対して非劣性で，出血性合併症に関しては優越性のあるデータが蓄積されてきており，その管理の煩雑さからワルファリンを敬遠していた循環器を専門としない医師も，抗凝固療法に抵抗がなくなってきている．ワルファリンは高齢になればなるほど厳格な管理が要求され，食事の影響も受けやすいため，最近は腎機能がよければ最初から DOACs を導入することが増えてきている．しかし，高齢になるにつれ腎機能が低下してくると DOACs の投与が難しくなるため，ある程度腎機能が悪い患者については，最初からワルファリンを選択することもある．金銭的な負担は DOACs のほうが大きい点にも留意しておく必要がある．また，DOACs の半減期は短く1日休薬するだけでもその効果は消失する．ワルファリンは1日休薬しても，ある程度の効果が持続するため，アドヒアランスが悪い場合には，ワルファリンのほうが血栓症予防に有効である可能性があり，悩む場合が多い．出血の懸念がある場合には，今のところリバース可能なワルファリンもしくはダビガトランを選択する．

▶ 冠動脈疾患（特にステント留置後）に合併した心房細動

　冠動脈疾患に心房細動は合併しやすく，その逆もまたしかりである．しかし，冠動脈疾患（特にステント留置後）には抗凝固薬よりも抗血小板薬が，心房細動には抗血小板薬よりも抗凝固薬が有効であり，両者を合併すると非常にやっかいで

5. フレイル高齢者に対する抗凝固療法はどう実践すればよい？

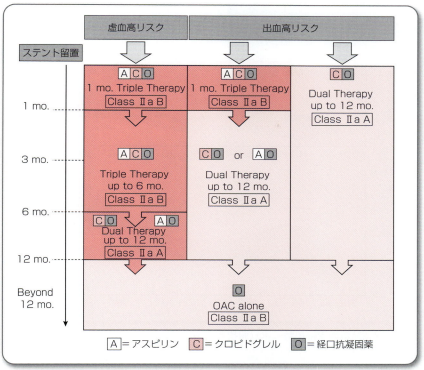

図2 抗凝固薬内服患者に対する冠動脈ステント留置後の抗血小板薬，抗凝固薬の投与方法

（Valgimigli M et al. Eur Heart J 2018; 39: 213-260 [5] を参考に作成）

ある．心房細動患者に冠動脈ステントを留置する場合や，ステント留置後まもなく心房細動を合併した場合には，しばらく抗血小板薬2剤と抗凝固薬を内服（triple therapy）する必要があり，抗凝固療法単独に比べて2～3倍出血のリスクが跳ね上がる．こういった状況から，最近のESCのガイドラインでは，ステント留置後の出血高リスク患者に対して，triple therapyをステント留置後1ヵ月で終了とし，その後は抗血小板薬1剤＋抗凝固療法（dual therapy）を行う，もしくは，ステント留置後より dual therapy とし，1年後に抗凝固療法のみとする改訂が行われている（図2）[5]．今後，日本においても，心房細動と冠動脈疾患を合併したフレイル高齢者に対する抗血小板・抗凝固療法のエビデンス蓄積が期待される．

II 治療

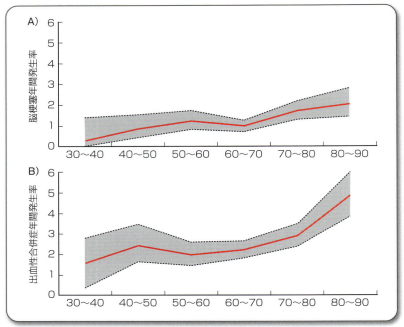

図3 機械弁留置後は加齢により脳梗塞や出血のリスクが増加する
(Labaf A et al. Am Heart J 2016; 181: 1-9 [6]) を参考に作成)

▶ 高齢者機械弁留置患者の抗凝固療法

　通常，機械弁留置患者に対する抗凝固療法は，INR 2.0～3.0 を目標にワルファリンを調節する．機械弁は血栓が付着すると弁機能不全や TIA，脳梗塞などの原因になり，厳格な管理が望まれる．スウェーデンのレジストリーを用いた検討によると，機械弁留置患者では TIA，脳梗塞イベント，出血性イベントともに年齢とともに増加し，出血性イベントは TIA，脳梗塞イベントの約2倍の頻度であった（図3）[6]．また，多変量解析の結果，加齢は脳梗塞および出血の独立した規定因子であった．一方で，75歳以上の高齢機械弁留置患者（永続的にワルファリン内服）と生体弁留置患者（術後3ヵ月のみワルファリン内服）を比較検討した日本からの報告では，両群間で脳梗塞や出血性イベントに差がなかったことが報告されている．この研究では，機械弁留置患者における INR が 1.7～2.5 と低めにコントロー

ルされていた[7]．低リスクの大動脈機械弁留置患者においては，INR は低めでよいとする報告が散見されることから，出血リスクの高いフレイル高齢者の，大動脈機械弁留置患者においては INR を低めに管理することも一考される．現時点で，機械弁留置患者に対する DOACs の適応はない．

POINT

- フレイル高齢者本人だけでなく，家族に対しても疾患への理解を深めてもらい，服薬指導を行う．
- フレイル高齢者に内在する問題点をしっかり把握し，適切な抗凝固薬を選択する．
- それぞれ背景の異なるフレイル高齢者への抗凝固療法に 100％の正解はない．血栓予防と出血リスクのバランスを常に考え，試行錯誤しながら治療する．

文献

1) 日本心不全学会ガイドライン委員会（編）．高齢者心不全患者の治療に関するステートメント http://www.asas.or.jp/jhfs/pdf/Statement_HeartFailurel.pdf（2019 年 3 月閲覧）
2) Hamatani Y et al. Low body weight is associated with the incidence of stroke in atrial fibrillation patients - insight from the Fushimi AF Registry. Circ J 2015; **79**: 1009-1017
3) Gage BF et al. Incidence of intracranial hemorrhage in patients with atrial fibrillation who are prone to fall. Am J Med 2005; **118**: 612-617
4) Yamashita Y et al. Clinical characteristics and outcomes in extreme elderly (Age >/= 85 Years) Japanese patients with atrial fibrillation: The Fushimi AF Registry. Chest 2016; **149**: 401-412
5) Valgimigli M et al. 2017 ESC focused update on dual antiplatelet therapy in coronary artery disease developed in collaboration with EACTS: The Task Force for dual antiplatelet therapy in coronary artery disease of the European Society of Cardiology (ESC) and of the European Association for Cardio-Thoracic Surgery (EACTS). Eur Heart J 2018; **39**: 213-260
6) Labaf A et al. Incidence and risk factors for thromboembolism and major bleeding in patients with mechanical valve prosthesis: a nationwide population-based study. Am Heart J 2016; **181**: 1-9
7) Puskas J et al. Reduced anticoagulation after mechanical aortic valve replacement: interim results from the prospective randomized on-X valve anticoagulation clinical trial randomized Food and Drug Administration investigational device exemption trial. J Thorac Cardiovasc Surg 2014; **147**: 1202-1210; discussion 1210-1201

Ⅱ 治療

高齢者の慢性的貧血にどう対処したらよい？

なぜ悩んでしまうのか？

- 高齢者の貧血の定義と分類に明確なものがない．
- 貧血の原因検索における鑑別が多岐にわたる．
- 治療の必要性があるのかわからない．
- 治療の目標値の判断が難しい．

ズバリ解決!!

- 高齢者の貧血で頻度的に多いのは，鉄欠乏性貧血などの栄養障害と二次性貧血，腎性貧血である．
- 網赤血球数やMCVを参考に貧血の原因検索を系統的に行う．
- 高齢者では併存疾患が多く，的確に病態を把握することが重要である．背景に悪性腫瘍や慢性炎症などの重篤な疾患が存在している可能性に注意する．
- 高齢の心不全患者において，鉄を補給することで心不全症状の改善に役立つ可能性がある．

▶ 高齢者の貧血の定義と特徴

　貧血とは，赤血球に結合する酸素量が身体が必要とする酸素の必要量に対して不十分な病態であり，赤血球数，ヘモグロビン濃度およびヘマトクリットの低下を指す．成人の貧血の定義（ヘモグロビンで男性13g/dL以下，女性12g/dL以下）を適用すると，65歳以上の高齢者の10％が貧血状態に相当し，85歳を超えると約20％になるといわれている[1]．高齢者の貧血の明確な定義があるわけではないが，ヘモグロビン濃度11.0g/dL以下を，高齢者の貧血の基準とするのが実用的と考えられる．

　高齢者では慢性的に貧血が持続しても日常生活の活動性が低下していることが多いため典型的な症状が出ない場合がある．また，高齢者に多くみられる心疾患，

呼吸器疾患などでみられる症状と区別がつきにくいことがある．

　病歴で注意したいのは，消化器疾患，膠原病，結核などの慢性感染症，慢性腎臓病などである．非ステロイド抗炎症薬（NSAIDs）の服用による消化管粘膜障害による貧血も可能性がある．また，抗血小板薬や抗凝固薬などの服用中は，出血性貧血を助長する可能性がある．その他の薬剤起因性造血障害についても留意する必要がある．

　また，貧血がみられる場合，悪性腫瘍の存在も常に念頭に置いておく必要がある．

　高齢者においては生活歴，特に食事についての聴取も大切である．日常生活動作の低下や認知機能の低下などにより食事の摂取量が不十分である場合，鉄欠乏やビタミン欠乏の可能性に注意する必要がある．

▶ 高齢者の貧血の原因検索の進め方

　貧血の原因に対する検索は，不十分な赤血球造血か，出血あるいは溶血による赤血球の喪失か，またはその両者かを鑑別することが重要である．平均赤血球容積（mean corpuscular volume：MCV）によって小球性，正球性，大球性貧血の3つに分類するのが実践的で有用である（表1）．MCVの境界値は80 fl, 101 flが使用されることが多い．

表1　高齢者の貧血の分類と代表的原因疾患

- ○ 小球性貧血（MCV ≦ 80）
  - 鉄欠乏性貧血
  - 慢性炎症に伴う貧血など
- ○ 大球性貧血（MCV ≧ 101）
  - 巨赤芽球性貧血，悪性貧血など
- ○ 正球性貧血
  - 溶血性貧血
  - 出血性貧血
  - 赤芽球癆
  - 腎性貧血
  - 二次性貧血
  - 骨髄異形成症候群
  - 骨髄線維症など

ⓐ 小球性貧血（MCV≦80）

　小球性貧血の場合，多くは鉄欠乏による．網赤血球数が低下し，血清鉄低下，フェリチン低下およびTIBC上昇を確認できれば鉄欠乏性貧血と確定できる．鉄

Ⅱ 治療

欠乏が明らかになった場合，その原因をさらに検索することが大切である．慢性出血によるものが多いので出血源の発見に努める．特に消化管の検索は重要になる．

　小球性貧血は，膠原病などの慢性炎症などの際にも高頻度に認められる．慢性炎症による貧血は，IL-6 によるヘプシジンの産生亢進による消化管での鉄吸収の低下および造血に利用できる鉄の低下であることが解明されている．網赤血球数の低下，血清鉄低下は鉄欠乏性貧血と同様の変化がみられるが，TIBC 低下およびフェリチン上昇を認めることが多い．

ⓑ 大球性貧血（MCV≧101）

　大球性貧血は DNA 合成障害を反映しており，まず巨赤芽球性貧血を考える．胃切除後かなり経過して発症するケースや高齢者で汎血球減少をきっかけにみつかる場合もあり，必ずビタミン B_{12} や葉酸の血中濃度を確かめることが必要である．ビタミン B_{12} 吸収能は加齢とともに低下し，プロトンポンプ阻害薬を長期間服用している場合，欠乏を起こしやすいといわれている．萎縮性胃炎を想定し悪性貧血を疑う場合は，抗内因子抗体や抗胃壁細胞抗体をチェックする．胃がんの合併も 10％程度あるといわれている．葉酸欠乏は，アルコール依存症や栄養状態が不良の場合生じやすい．

ⓒ 正球性貧血

　まず網赤血球数の上昇があるかどうかを調べる．上昇があれば，少なくとも赤血球造血には問題がないと考えられ，溶血性貧血か出血を考える．溶血の有無は，間接ビリルビン上昇，LDH 上昇，ハプトグロビン低下，Coombs 試験陽性などが参考になる．

　網赤血球数が正常もしくは低下している場合は，貧血のみか白血球減少や血小板減少を伴うかどうかが重要になる．貧血のみの場合は，赤芽球癆，腎性貧血，二次性貧血の可能性がある．二次性貧血の背景疾患として悪性腫瘍が存在する可能性があり，注意を要する．

　汎血球減少の場合は，骨髄異形成症候群，骨髄線維症のような造血器障害，造血器腫瘍などである可能性が高く，骨髄穿刺による検査が必要である．

▶ 貧血の治療の必要性と治療目標

　高齢者において貧血はよく認められ，加齢とともにその頻度が増加する．心不全患者において貧血が死亡率と関連するかどうかを検討したシスティマティックレビューによれば，貧血の存在は心不全の死亡率を 1.96 倍にすることが報告されている[1]．この関連は，HFrEF (heart failure with reduced ejection fraction) においても HFpEF (heart failure with preserved ejection fraction) においても同様に認められた．

　貧血を改善した場合に心不全への影響がどうなるかについての報告もある．心不全患者においては鉄欠乏性貧血が多いとされている．鉄欠乏を伴う心不全 (HFrEF) 患者を対象に鉄剤の投与の効果を検証したランダム化比較試験においては鉄剤の投与はプラセボと比較して，心不全に伴う症状，6 分間歩行距離，QOLを有意に改善させた[2]．この効果は貧血の有無によらなかった．一方で，死亡率には両群間で有意差は認めなかったという．このように鉄補給による貧血の治療により，高齢心不全患者の症状を軽減する可能性がある．

　一方，急性冠症候群への赤血球液輸血による貧血の治療は，予後を改善させない可能性を示唆する研究も報告されている[3]．急性冠症候群で入院中に赤血球液輸血を受けた患者は，受けなかった患者に比べて高齢で，併存疾患が多く，死亡率が高かった．Cox 比例ハザードモデルを用いた検討では，赤血球液輸血は，30 日死亡率の上昇の独立した関連因子であった．また，この研究では，赤血球液輸血によりヘマトクリットで 25％以上となった場合，30 日死亡率の上昇と関連していたという．急性心不全を対象にした研究も報告されている[4]．急性心不全患者で赤血球液輸血を受けた患者は，受けなかった患者に比べて高齢で，女性が多く，腎機能障害を認める頻度，強心薬の使用率が高かった．赤血球液輸血は概ねヘモグロビン 10 g/L 未満の場合に行われていたという．この研究では，赤血球液輸血を受けた患者では受けなかった患者と比較して死亡率が高かったが，プロペンシティスコアを用いて背景因子を調整した解析では有意な死亡率の差はなかった．これらの研究のように，貧血を持つ急性の循環器疾患患者に対する赤血球液輸血の意義は確立しておらず，場合によっては予後を悪化させる可能性もあることから適応は慎重に検討する必要がある．

II 治療

POINT

- 高齢者の貧血で頻度的に多いのは，鉄欠乏性貧血などの栄養障害と二次性貧血，腎性貧血である．
- 高齢者では多臓器にわたる障害が背景に存在していることが多く，的確に病態を把握することが重要である．背景に悪性腫瘍が存在している可能性にも注意する．
- 高齢の心不全患者において，鉄欠乏のある場合，鉄を補給することで心不全症状の改善に役立つ可能性がある．
- 貧血を合併する急性冠症候群や急性心不全に対する輸血は，予後に対する効果が不明であり，適応ならびに治療目標値を慎重に検討する必要がある．

文献

1) Groenveld HF et al. Anemia and mortality in heart failure patients a systematic review and meta-analysis. J Am Coll Cardiol 2008; **52**: 818-827
2) Anker SD et al. Ferric carboxymaltose in patients with heart failure and iron deficiency. N Engl J Med 2009; **361**: 2436-2348
3) Rao SV et al. Relationship of blood transfusion and clinical outcomes in patients with acute coronary syndromes. JAMA 2004; **292**: 1555-1562
4) Garty M et al. Blood transfusion for acute decompensated heart failure--friend or foe? Am Heart J 2009; **158**: 653-658

7. 潜在性甲状腺機能低下症は治療しなくてもよい？

潜在性甲状腺機能低下症は治療しなくてもよい？

なぜ悩んでしまうのか？

- 甲状腺ホルモンは正常範囲にあるので治療する意義が本当にあるのかわからない．
- 高齢者では治療効果がないか，かえって悪い効果があるという報告がある．
- 一口に潜在性甲状腺機能低下症といっても重症度が異なる可能性がある．
- 潜在性甲状腺機能低下症をTSHと甲状腺ホルモンのレベルのみで診断すると除外すべき疾患を除外できない．

ズバリ解決!!

- 潜在性甲状腺機能低下症の重症度をTSH 10mIU/L以上とそれ未満で分ける．
- 治療対象者の年齢を65ないし70歳以上かそれ未満に分ける．
- 脂質異常の合併，甲状腺腫の大きさ，自覚症状の有無を考慮する．
- 副腎皮質機能（ACTH，コルチゾール）や全身消耗性疾患合併の有無の評価を行う．

▶ 治療にあたって考えることは？

ⓐ 治療前に留意すること

　潜在性甲状腺機能低下症は，血中甲状腺ホルモンレベルが正常にもかかわらず，血中TSHが上昇している病態と定義される．病因の多くは橋本病であるが，ヨウ素摂取過剰が関与している場合がしばしばある．したがって，ヨウ素摂取過剰の有無を確認し，過剰摂取があるようならヨウ素摂取制限を数ヵ月行ったのちに，TSHと甲状腺ホルモンのレベルを再検する．また，ヨウ素摂取過剰がなくとも病勢が進行性であるのか可逆的であるのかを見極めてから治療開始する．

　コルチゾールはTSH分泌抑制作用があるので，血中コルチゾールが低下すると血中TSHが上昇する．橋本病ではアジソン病や自己免疫性下垂体炎の合併もある．

II 治療

副腎皮質機能不全が合併した場合，レボサイロキシン投与前にハイドロコルチゾン投与が優先されるので，副腎皮質機能の評価が必要である．

重症な全身性消耗疾患を合併すると血中 T_4 レベルが正常にもかかわらず血中 TSH レベルが変動する場合がある．そのような場合，低 T_3 症候群を呈するので，血中 T_3 レベルの確認が必要である．

甲状腺ホルモン不応症では，血中 TSH が上昇する場合があるが，血中 T_4 レベルは低くとも正常上限であるので，血中 T_4 の絶対値にも留意する．

ⓑ 治療の対象者はどう判断する？

1）TSH レベルと年齢

血中 TSH 濃度が 5.0 mIU/L を超える人は，一般人口の 3.3〜10.1% といわれている．更に，10.0 mIU/L を超える人は，一般人口の 0.6% を占め，加齢により増加（90 歳代では 15〜20%）する．

これまでの報告では，心血管イベントリスクは TSH 濃度と年齢によって異なるという報告が多い．すなわち，TSH 10 mIU/L 以上の若年者（65 歳未満）では心血管イベントリスクとの有意な関連があることを示す報告が多い．一方，TSH 10 mIU/L 未満または高齢者の潜在性甲状腺機能低下症では同リスクと有意な関連を示す報告はほとんどない．85 歳以上の高齢者では逆にリスクが低下するとの報告がある（図 1）[1]．したがって，TSH 10 mIU/L 以上かつ 65 歳未満の潜在性甲状腺機能低下症は，レボサイロキシン投与の対象として適切と考えられる．逆に，TSH 10 mIU/L 未満かつ高齢者（65 歳または 70 歳以上）では治療対象にならないと考えられる．それ以外の場合は，次に述べるその他の因子を考慮して治療するかどうか判断する．

2）その他の因子

血中 TSH レベルと年齢以外にも考慮すべきことがいくつかある．脂質異常，甲状腺腫の大きさ，自覚症状の有無などであり，心血管イベントリスクとの関連では，脂質異常が特に重要である．これらの因子について，表 1[2] にまとめた．若年者で TSH 10 mIU/L 未満の場合と高齢者で TSH 10 mIU/L 以上の場合は，これらの因子を考慮して総合的に治療適応を考える[3]．

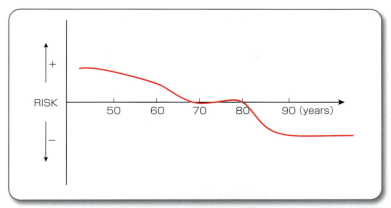

図1 年齢と潜在性甲状腺機能低下による心血管イベントリスクとの関連
(Biondi B et al. Endocr Rev 2008; 29: 76-131 [1] を参考に作成)

表1 潜在性甲状腺機能低下症の治療適応に影響を与える因子

- TSH 10 μIU/mL 以上が持続
- 65 歳未満
- 脂質異常の存在
- 甲状腺腫の存在
- 自覚症状の存在
- 妊婦または妊娠予定（絶対適応）

(網野信行ほか. ホルモンと臨床 2008; 56: 705-724 [2] を参考に作成)

▶ それぞれの治療効果は❓

ⓐ 薬物療法

　甲状腺ホルモンによる補償療法が基本である．甲状腺ホルモンにはT_4製剤（レボサイロキシン）とT_3製剤（リオチロニンナトリウム）の2種類がある．ホルモン補充療法としては，T_4製剤が一般に用いられる．T_4の半減期は約7日と長く，T_4は体内でT_3に転換されることから，T_4投与によって血中のT_4とT3を安定して正常に保つことができる．投与は1日1回でよい．投薬は少量から漸増し，維持量にもっていくことが原則である．

　原発性甲状腺機能低下症に対して通常レボサイロキシンS 25～50 μgから投薬を開始するが，潜在性甲状腺機能低下症では，12.5～25 μg 投与から開始する．特に，心臓合併症のある人や高齢者では虚血性心疾患の招来が懸念されるので，12.5 μg

II 治療

の少量投与から開始する．また，副腎皮質機能低下症がある場合は副腎皮質ホルモンの補充をまず行う．レボサイロキシン投与開始後1～3週間隔で自覚症状，心電図，TSH・遊離T_4値などを参考に12.5～25μgずつ増量する．最終的にはTSHと遊離T_4の正常化を指標に投与量を決定する．

b ヨウ素摂取制限

　大量の無機ヨウ素は，①甲状腺ホルモンの分泌抑制，②ヨード有機化抑制（Wolff-Chaikoff効果）→甲状腺ホルモン合成阻害，③甲状腺細胞障害，を引き起こす．これらの作用はいずれも甲状腺機能低下症を引き起こす．したがって，ヨウ素摂取制限によって甲状腺機能の回復する例が少なからずある（図2）[4]．ただし，甲状腺細胞障害が不可逆的な場合もあり，特に橋本病患者でしばしばみられる．

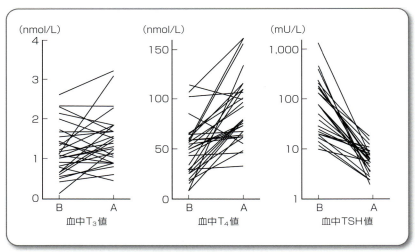

図2　ヨウ素制限食による甲状腺機能の回復例
　B：ヨウ素制限前，A：ヨウ素制限後
　（岡村　建，佐藤　薫．医学のあゆみ 1996; 178: 348-352 [4]を参考に作成）

▶ それぞれの問題点と，その解決法

ⓐ 薬物療法

問題点
- 甲状腺ホルモンの過剰投与は，心房細動や骨粗鬆症を引き起こす．特に，高齢者においてその影響が大である．
- 甲状腺ホルモンは他の薬物と相互作用がある．たとえば，クマリン系抗凝血薬（ワルファリンカリウムなど）の抗凝血作用を増強したり，強心配糖製薬（ジゴキシンなど）の血中濃度を低下させることがある．

解決法
➡ 甲状腺ホルモンの過剰投与がないように，甲状腺機能を定期的にモニターして厳密にコントロールする．
➡ 甲状腺ホルモン薬と相互作用の懸念がある薬剤が投与されている場合は，頻繁に甲状腺機能をチェックして投与量をこまめに調整する．

ⓑ ヨウ素摂取制限

問題点
- 嗜好や習慣のために，ヨウ素摂取困難な場合がある．
- ヨウ素含有のうがい薬や造影剤に気づかずに投与されることがある．前述したように，ヨウ素による甲状腺細胞障害が不可逆的な場合（特に橋本病）がある．
- ヨウ素制限の効果を見極めるのに数週間を要する．

解決法
➡ ヨウ素摂取制限が困難であったり，甲状腺機能が回復しなかったり，早期に甲状腺機能を正常化する必要がある場合は，ホルモン補充療法を行う．

II 治療

POINT

- TSH レベル，年齢，脂質異常の合併，甲状腺腫の大きさ，自覚症状の有無などを考慮して治療すべきかどうか判断する．
- 副腎皮質機能（ACTH，コルチゾール）や全身消耗性疾患合併の有無の評価を行い，確実な診断と病態の把握に努める．
- ヨウ素過剰摂取の有無を確認し，過剰摂取がある場合は摂取制限のみで甲状腺機能回復のある場合があることに留意する．
- ホルモン補充療法は少量のレボサイロキシン投与開始が原則であり，TSHレベルを指標に厳密に調整する．

文献

1) Biondi B et al. The clinical significance of subclinical thyroid dysfunction. Endocr Rev 2008; **29**: 76-131
2) 網野信行ほか．Subclinical hypothyroidism 潜在性甲状腺機能低下症―診断と治療の手引き．ホルモンと臨床 2008; **56**: 705-724
3) Redford C, Vaidya B. Subclinical hypothyroidism: Should we treat? Post Reprod Health 2017; **23**: 55-62
4) 岡村　建，佐藤　薫．可逆性甲状腺機能低下症．医学のあゆみ 1996; **178**: 348-352

高齢者に対する不眠症治療のコツとは？

なぜ悩んでしまうのか？
- 高齢患者で不眠を訴える方が多い．
- 睡眠薬の副作用が心配である．
- 睡眠薬の調整だけで解決しようとしても，うまくいかない場合が多い．

ズバリ解決!!
- 加齢に伴う睡眠の変化を理解する．
- 睡眠を障害する疾患・病態を理解する．
- 非薬物療法を実践する．
- 高齢者に安全な薬物療法を理解する．

　高齢者の不眠症は，生理的・加齢的変化，心理的要因，合併症によるものなど原因が多岐にわたるため，治療が困難であることが多い．睡眠薬の投与・変更・増量では解決しないことが多く，以下の項目の理解・実践が重要である．

▶ 加齢に伴う睡眠の変化を理解する

　実際に加齢に伴い不眠は増加する（図1）．睡眠持続時間は加齢に伴い短くなり，睡眠の構造も異なる（図2）．これは睡眠時間帯が早い時間に移行していくことによる．深部体温リズムなどの様々な生体・体内リズムも前進している．

▶ 睡眠を障害する疾患・病態を理解する

ⓐ 睡眠時無呼吸症候群（睡眠関連呼吸障害）

　睡眠関連疾患の国際分類 2014 年第 3 版（ICSD-3）[1]で睡眠時無呼吸症候群（sleep apnea syndrome：SAS）は睡眠関連呼吸障害（sleep related breathing disorder：

89

II 治療

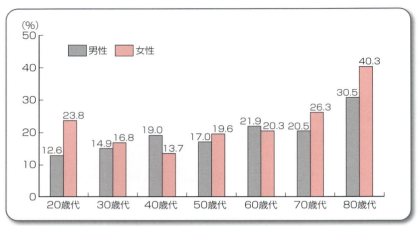

図1 日本人における不眠の有病率
(Doi Y et al. J Epidemiol 2000; 10: 79-86 を参考に作成)

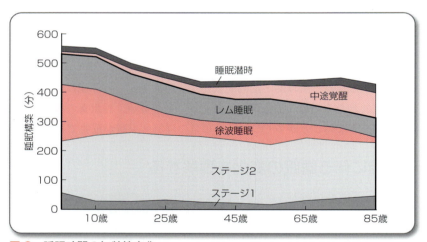

図2 睡眠時間の加齢性変化
(Chayon MM et al. Sleep 2004; 27: 1255-1273 を参考に作成)

SRBD)のひとつと分類された．また，閉塞性睡眠時無呼吸症候群(obstructive sleep apnea syndrome：OSAS)は，新たに閉塞性睡眠時無呼吸「障害」(obstructive sleep apnea disorders：OSAD)とされた．更に，中枢性睡眠時無呼吸症候群(central sleep apnea syndrome：CSAS)はチェーンストークスを伴うものと，伴わない身

体疾患によるものとに分類された．

　加齢に伴い，呼吸筋緊張の低下（OSAS，OSAD）や，呼吸に関連する化学受容器の感度が低下するため（CSAS），睡眠中の無呼吸・低呼吸をきたしやすくなり，睡眠は浅くなることから，中途覚醒を生じやすい．また，加齢とともに重症度が高くなる傾向があり，更に糖尿病，高血圧症，脳心血管病を合併しやすくなる．しかしながら高齢者では肥満との関連は不明とされている．いずれも詳細な診断にはポリソムノグラフィ（polysomnography：PSG）が必要となる．

　最も有効な治療法は経鼻的持続気道陽圧（nasal continuous positive airway pressure：nCPAP）である．口腔内装置（マウスピースなど）や顎顔面外科的な治療は個人差が大きく，治療効果に関するエビデンスが十分ではない．CS を伴う CSAS で CPAP にて効果不十分の場合には adaptive servo ventilation（ASV）の使用を検討する．ベンゾジアゼピン系睡眠薬使用は筋弛緩のため睡眠時無呼吸症が悪化する場合があるので注意が必要である．

ⓑ むずむず脚症候群（レストレスレッグス症候群）

　国際 RLS 研究グループの診断基準の主要 4 項目は，①通常異常感覚を伴う下肢を動かしたいという強い衝動，②運動による症状の部分的または完全な改善，③夜間に症状が出現ないし増悪，④安静時に症状が出現ないし増悪がある，である．周期性四肢運動障害が合併することも多い．

　薬物療法（表 1）に加え，非薬物療法として睡眠衛生の改善，煙草，カフェインやアルコール摂取を控え，日中の軽い運動（就寝前の激しい運動は避ける），下肢のマッサージ，入浴が効果的とされている．

ⓒ こむら返り

　睡眠中に主にふくらはぎや足に生じる痛みを伴う筋収縮であり，片側の場合が多い．末梢血管疾患，神経根障害，腰部脊柱管狭窄症，電解質異常，脱水，甲状腺疾患，糖尿病に関連することがある．保温やストレッチ，運動後の水分補給が有効なこともある．

ⓓ レム睡眠障害

　レム睡眠時の筋緊張の抑制が障害され，何かと戦ったり逃げたりする夢に合わせ手足の激しい動きがみられる．睡眠の浅化や，自分やベッドパートナーが負傷

II 治療

表1 レストレスレッグス症候群の治療

治療薬	一般名	ドパミン受容体親和性	商品名	半減期	推奨される用量（開始時の量，〜推奨最大量）	日本でのRLSに対する保険適用
鉄剤					血清フェリチン値が50μg/L未満のときに適宜補充を行う	
ドパミン作動薬	レボドパ製剤	D1〜D5		1〜2時間	50〜200mg 就寝前/日．覚醒時には飛行機，映画館などの特別な状況時での間欠的な使用	
	ロピニロール	D2, D3, D4	レキップ	6時間	0.25〜4mg/日．就寝1〜3時間前投与．肝排泄	
	プラミペキソール	D2, D3, D4	ビ・シフロール	8〜12時間	0.125〜0.75mg．就寝1〜3時間前投与 CCr 20未満には慎重投与	○
	カベルゴリン	D1〜D5	カバサール	60時間	0.25〜2mg．半減期が長い	
	ロチゴチン	D1〜D5	ニュープロ	一定	2.25〜6.75mg/日．貼付剤であり半減期が一定．肝排泄	○
α₂δカルシウムチャネルリガンド	ガバペンチンエナカルビル	ー	レグナイト	4〜6時間	600mg 夕食後/日 CCr 30mL/分以上60mL/分未満には300mg 夕食後	○
	ガバペンチン	ー	ガバペン	5〜7時間	300〜1,800mg/日	
	プレガバリン	ー	リリカ	5〜7時間	25〜300mg/日	
ベンゾジアゼピン系オピオイド	クロナゼパム	ー	リボトリール	30〜40時間	0.5〜2mg/日 疼痛がひどい難治例のみ．副作用のために日本では一般的には使用されない	

（鈴木圭輔ほか．日本臨牀 2015; 73: 954-964 を参考に作成）

したりする．更に高率にパーキンソン病やレビー小体型認知症，多系統萎縮症を発症する[1]．

ⓔ 夜間頻尿

不眠の原因になったり，夜中にトイレに起き出すときに転倒・骨折の原因になる可能性がある．過活動膀胱や前立腺肥大などの評価，治療を行うことで夜間の中途覚醒が改善する．

f 認知症

β-アミロイドレベルが高い人の睡眠の質は悪く，同時に記憶テストの成績も悪いという報告がある．睡眠はβ-アミロイドを洗い流す作用があるという報告があり，逆に睡眠障害自体がアルツハイマー型認知症のリスクファクターである可能性がある．パーキンソン病やレビー小体型認知症，多系統萎縮症とレム睡眠障害との関連は前述した．また，認知症があると夜間せん妄や徘徊などで睡眠を障害し，更に他の周辺症状が出現しやすい．

▶ 非薬物療法の重要性を理解する

概日リズムの中枢である視交叉上核の機能低下により，睡眠・覚醒リズムが不安定化しやすいため，第一に行うのは，睡眠環境の把握と睡眠衛生指導である．以下に高齢者の不眠に対する具体的な指導のポイントをまとめる．

a 睡眠スケジュールの重要性

なるべく毎日同じ時間に就寝・起床するよう指導する．生理的に眠くなる時間の数時間前には"forbidden zone"と呼ばれる入眠困難時間帯が存在するため，極端に早い時間に眠ることは困難である．眠くないのに床に就いていると精神生理性不眠症（条件づけ不眠）を誘発する．

b 昼寝はどのように指導するか

長時間の昼寝は，睡眠慣性を生じ夜間不眠の大きな原因となる．一方，短時間（15時以前・20～30分）の昼寝はその後の覚醒度を向上させ，夜間の睡眠も改善させる効果がある．

c 日中の日光をあびることが夜間の睡眠につながる

昼間の光曝露は覚醒度を上昇させる．睡眠を促すホルモンであるメラトニンは，日中の光曝露が多いほど夜間に高濃度に分泌され全般的改善につながる可能性がある．逆に夜間の光曝露は睡眠を浅くするのみでなく，抑うつなどもきたす．テレビや電気をつけっぱなしで寝ることがないよう指導する．

II 治療

ⓓ 嗜好品（カフェイン，アルコール）の摂り方

カフェインの摂取は直接的な覚醒作用だけでなく，利尿作用によって夜間頻尿による中途覚醒もきたしやすくする．また，レストレスレッグス症候群を誘発するなどして，睡眠を悪化させる．血中半減期は成人で3～7時間と長いため，夕方以降はカフェインを摂取しないよう指導する必要がある．

アルコールの連用は睡眠の質を悪くし，睡眠後半の覚醒反応の上昇を起こす．寝酒の習慣は控えるよう指導する．また，睡眠薬とアルコールの併用で転倒などの副作用発現頻度を増加し，もの忘れ，認知症の疑似症状，脱抑制などが生じやすくなる．

▶ 高齢者に安全な薬物療法を理解する

睡眠薬を使用する場合は単剤・少量から・短期間が基本である．高齢者は腎機能や肝機能の低下に伴う代謝の遅延や，中枢神経機能や身体機能の低下により，薬剤有害事象が生じやすいので注意が必要である．

ⓐ 高齢者の睡眠薬使用の現状と課題

日本において処方されている睡眠薬の大部分はベンゾジアゼピン（BZ）系あるいはそれに類する非BZ系のBZ受容体作動薬である．ともに長期使用・高用量使用は転倒・骨折リスクの増加や依存の形成などの様々な有害事象と関連するが，高齢者に対して多く処方されている非常に危険な現状がある（図3）．これは十分な睡眠衛生指導がなされず，安易な睡眠薬投与がなされているためである．

ⓑ 睡眠薬の使用は認知症につながるのか？

BZ系薬の使用に関しては，リスクを上昇させるという報告が多い．長期間使用しないことが重要であると考えられる．

ⓒ 新規睡眠薬の効果は？

メラトニン受容体作動薬（ラメルテオン）は副作用の極めて少ない薬剤であり，せん妄予防効果も示されているが，入眠促進効果が中心である．高齢者の生理的な不眠は中途覚醒を主体とした睡眠維持障害が多いため，効果が不十分であるこ

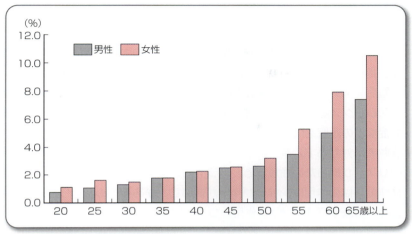

図3　睡眠薬の年齢階層別処方率
（中川敦夫．向精神薬の処方実態に関する国内外の比較研究．平成22年度総括・分担研究報告書，厚生労働科学研究費補助金厚生労働科学特別研究事業，2011より引用）

とがある．オレキシン受容体作動薬スボレキサントは日中の認知機能低下のリスクが少なく，更に睡眠維持効果が強く，同様に高齢者に対して比較的安全に投与できる可能性がある．

　これらは既存のBZ系・非BZ系睡眠薬とは異なりGABA受容体に作動しないため，筋弛緩や姿勢反射障害による転倒・骨折を誘発せず，理論的には依存も形成しない．しかしながらベンゾジアゼピン系睡眠薬を長期に服用していた者を上記薬剤に急に変更すると，反跳性不眠と呼ばれる強い不眠を生じる．これらの薬の開始時には，既存の睡眠薬をごく少量から減量していくなどのステップを踏むことが重要である．

Ⅱ 治　療

> **POINT**
> - 睡眠の生理的・加齢的変化を理解し，その患者の生活習慣に合わせた睡眠衛生指導を行い非薬物療法を開始する．
> - ①睡眠時無呼吸症候群（睡眠関連呼吸障害），②むずむず脚症候群（レストレスレッグス症候群），③こむら返り，④レム睡眠障害，⑤夜間頻尿，⑥認知症などの睡眠を障害する困った症状（合併症）を理解する．
> - 高齢者に対するBZ系，非BZ系睡眠薬の使用は転倒，骨折などの副作用のリスクがあるため注意する．メラトニン受容体作動薬，オレキシン受容体作動薬は副作用は少ないが作用が弱いことがあるため，切り替えの際は投与中の薬（BZ系など）と併用しつつ，以前の薬を次第に漸減する．

文献

1) Iranzo A et al. Neurodegenerative disorder risk in idiopathic REM sleep behavior disorder: study in 174 patients. PLoS One 2014; **9** (2): e89741

フレイル高齢者に対するTAVIは何歳までが適応か？

なぜ悩んでしまうのか？

- フレイルな高齢者は，QOL，生命予後の改善など治療効果の予測・評価が難しい．
- 症例によって併存疾患が多く予後やリスクも異なってくるので治療を行うか選択に難渋する．
- TAVI（transcatheter aortic valve implantation）は高額医療でもあり費用対効果を考えたときに余命数年の患者にどこまで医療費をかけられるのかが問われている．
- TAVIを行う際に，冠動脈疾患や末梢動脈疾患の治療も必要になる場合があり，更にペースメーカ植込みも医療費高騰問題のひとつである．

ズバリ解決!!

- フレイルに対する評価を行い，治療適応の層別化を行う．
- 治療前からリハビリテーションを行い，フレイルの改善に努める．またはBAV（balloon aortic valvuloplasty）を行ってフレイルが改善するか判定する．
- 治療により1年以上の有意義な余命が期待できる場合にはTAVI適応となりうる．つまり，年齢のみでは治療適応の判定困難であり，あくまで総合的な判断が必要である．

▶ どうして年齢で治療適応の判断をするべきなのか？ あるいはしなければいけないのか？

　年齢自体は大動脈弁狭窄症の重要な予後予測因子であることが一般的に知られている．また，高齢になればなるほど他臓器予備能力も低くなり，合併疾患罹患率も増え，外科治療時における予期せぬ合併症も多くなるのが常である．しかしながらTAVIの適応自体が外科的AVR不可能の症例（クラスI）もしくは外科的AVRがハイリスクの患者（クラスIIa）に日本では限定されている[1]．つまり，

II 治療

　TAVIを選択する時点で従来予後不良因子のひとつとされてきた高齢患者群への介入を行うこととなる．Holmesらによると米国での多施設データにおいて12,182名の重症AS患者（平均84歳）にTAVIを施行した1年後の死亡率は，年齢で区切ると95歳以上の超高齢者群が75歳未満の患者群に対してハザード比1.6の結果だった．その他の年齢別解析でも同様の傾向を認め[2]，年齢は明らかにTAVIの死亡リスクを上昇させていた．そのため，超高齢者におけるTAVIの適応決定はその患者の予後と公正な医療資源の分配という観点からも極めて慎重にならざるを得ない．

　一方，国内のデータにおいてTAVI後30日以内の死亡率は80歳代よりも90歳代の群が低いといったレジストリーデータの発表も散見される．フレイルであっても開心術術前からリハビリテーションを行うことによってフレイルが改善し，予後も改善することが報告されている[3]．そのため，フレイルな高齢者の評価はリハビリテーションをある程度施行したあとに行うことが理想的である．しかしながら実臨床ではリハビリテーションを行う余裕すらない場合にも遭遇するのでTAVI施行の是非は現場での判断に委ねられている．

▶ フレイル評価はどう行うのか❓

　フレイルは高齢者が陥りやすい状態で，生理学的予備能力低下のため生活機能障害，要介護状態，死亡の原因となるものである．最近では，単なる身体的問題ばかりではなく，精神的，心理的問題，社会的問題を含む概念として提唱されている．

　評価方法として提唱されたものは数多くあり，FriedらがCardiovascular Health Studyで使用した判定基準が有名である[4]が，統一されていないのが現状である（「Ⅰ-1. 外来で"フレイル"の評価はなぜ必要？」参照）．

　TAVIにおけるフレイルの評価も複数存在するがやはり統一されていない．日本ではClinical Frailty Scale（CFS）が標準的に多く用いられており[5]，簡単に評価可能でありかつ高い予後予測能のあることが最近報告されつつある[6]（表1）．

　BAV（balloon aortic valvuloplasty）は，バルーンで大動脈弁を開大させる方法である．重症大動脈弁狭窄のための低拍出量で活動度が低下している症例，心不全症状があるために，よりフレイルにみえる患者にはBAVを行うことにより，一時的な症状の改善（フレイルの改善）を認めることがある．改善のみられる患者は

表 1 臨床フレイル・スケール (Clinical Frailty Scale : CFS)

1. 壮健（very fit） 頑強で活動的であり，精力的で意欲的．一般に定期的に運動し，同世代のなかでは最も健康状態がよい．		**6. 中等度のフレイル（moderately frail）** 屋外での活動全般および家事において支援を要する．階段の昇降が困難になり，入浴に介助を要する．更衣に関して見守り程度の支援を要する場合もある．	
2. 健常（well） 疾患の活動的な症状を有してはいないが，上記のカテゴリ1に比べれば頑強ではない．運動の習慣を有している場合もあり，機会があればかなり活発に運動する場合も少なくない．		**7. 重度のフレイル（severely frail）** 身体面であれ認知面であれ，生活全般において介助を要する．しかし，身体状態は安定していて，（半年以内の）死亡リスクは高くない．	
3. 健康管理しつつ元気な状態を維持（managing well） 医学的な問題はよく管理されているが，運動は習慣的なウォーキング程度で，それ以上の運動はあまりしない．		**8. 非常に重度のフレイル（very severely frail）** 全介助であり，死期が近づいている．典型的には，軽度の疾患でも回復しない．	
4. 脆弱（vulnerable） 日常生活においては支援を要しないが，症状によって活動が制限されることがある．「動作が遅くなった」とか「日中に疲れやすい」などと訴えることが多い．		**9. 疾患の終末期（terminally ill）** 死期が近づいている．生命予後は半年未満だが，それ以外では明らかにフレイルとはいえない．	
5. 軽度のフレイル（mildly frail） より明らかに動作が緩慢になりIADLのうち難易度の高い動作（金銭管理，交通機関の利用，負担の重い家事，服薬管理）に支援を要する．典型的には，次第に買い物，単独での外出，食事の準備や家事にも支援を要するようになる．			

(Shimura T et al. Circulation 2017; 135: 2013-2024 [6]) を参考に作成）

TAVIを行うことにより，フレイルも改善し，リハビリテーションも進み，自宅退院あるいは社会復帰できることを見込める．反対にBAVにて大動脈弁狭窄が改善したにもかかわらずADLやフレイルが改善しない場合にはTAVIを行う意義は少ないと思われる．

TAVIと費用対効果について

PARTNER試験のコホートAでの検討では，TAVIにより1.9年間の生存期間が得られ，増分費用対効果（ICER）は50,200ドル/生存年数と算出された．この結果を発表したReynoldsらは，「TAVIによる増分費用は，一般的な心血管治療技術

II 治療

の費用として許容される範囲におさまる」と述べた．また，ベルギーや英国などでTAVIの費用対効果を評価したところ，「費用対効果は良好」という結果が出ている．しかしながら基本的に高齢者に使うTAVIを，計算上の費用対効果が同じだからといって，「若い人向けの他の疾患の治療」と同じ価値と評価してよいのかという議論があるのも事実である．社会的な視点で見て，治療の価値がすべての年齢で同じかどうかという点については結論がついていない．

日本でも近年高額な薬剤や医療機器による医療費の増大が社会問題になってきたため，中央社会保険医療協議会（中医協）において価格に費用対効果を考慮すべきとの意見が出されるようになった．それを受けて，2012年に中医協の下部組織として費用対効果評価専門部会が組織され，議論が始まり，2018年の診療報酬改定からは，薬価や医療機器の保険償還価格の再算定のルールに費用対効果評価が取り入れられることが決まり，TAVIが評価されることになっている．Unmet needsの代表ともいえる治療であって急速に需要/治療数も拡大してきているTAVIが，この問題に関しては現在も結論がついていないのが現状である．

POINT

- TAVIの適応は年齢のみでは判断できない．90歳以上でもフレイルでない患者もいる．70歳代でも認知機能低下やフレイルな群もある．そのため総合的な判断が求められる．
- フレイルな高齢者に対するTAVIでは，費用対効果も念頭に適応決定を慎重に行う必要がある．本人の意思で治療を希望できない場合や家族の希望のみであった場合などは緩和ケアも選択肢に入れるべきである．
- フレイルな高齢者であっても術前のリハビリテーションでフレイルの程度が改善する群もあり，反対にTAVIを行ってもフレイルが悪化する群もある．個々の症例で議論し，一度BAVを行ってフレイルが改善するかどうか確認する方法もある．

文献

1) 2014年版 先天性心疾患，心臓大血管の構造的疾患（structural heart disease）に対するカテーテル治療のガイドライン，p.3-120，2015
www.j-circ.or.jp/guideline/pdf/JCS2014_nakanishi_h.pdf（2019年3月閲覧）
2) Holmes DR Jr et al; STS/ACC TVT Registry. Clinical outcomes at 1 year following

transcatheter aortic valve replacement. JAMA 2015; **313**: 1019-1028
3) Koh LY, Hwang NC. Frailty in Cardiac Surgery. J Cardiothorac Vasc Anesth 2018 Feb 22. pii: S1053-0770(18)30136-8. doi: 10.1053/j.jvca.2018.02.032. [Epub ahead of print]
4) Fried LP et al; Cardiovascular Health Study Collaborative Research Group. Frailty in older adults: evidence for a phenotype. J Gerontol A Biol Sci Med Sci 2001; **56**: M146-M156
5) Canadian diabetes association clinical practice guidelines expert committee. Diabetes in the elderly. Can J Diabetes 2013; **37**: S184-S190
6) Shimura T et al; OCEAN-TAVI Investigators. Impact of the Clinical Frailty Scale on Outcomes After Transcatheter Aortic Valve Replacement. Circulation 2017; **135**: 2013-2024

Ⅲ. 予防・管理

Ⅲ 予防・管理

高齢者のやる気を引き出すテクニックとは？

なぜ悩んでしまうのか？
- 詳しく説明しても，今更生活習慣を変えたくない患者が多い．
- 生活指導が多過ぎて，結局，患者はどれも守れない．
- なぜか，いつも薬が余っている患者が多い．

ズバリ解決!!
- 低い声でゆっくりとはっきりと説明する．
- まず気をつけなければいけないことがらについて優先順位をつけて指導を行う．
- 血圧や体重の記録をつけてもらい，診察の際には，毎回，確認する．
- 指導教材や検査結果を印刷して説明を赤ペンで書き加えたものをおわたしする．
- 薬剤数を減らすことを共通の目標にする．

▶ 高齢者の特性とその気持ちを理解する．

ⓐ すれちがう医師の情熱と患者の思い

　高齢者は多疾患有病者であり，その多くは「フレイル」あるいはその予備軍である．一般的に動作が緩慢となるだけでなく，老人性難聴のため高い声が聞き取りにくくなり，詳しく説明された内容に対しても理解に時間がかかることが多い．このため，忙しい臨床現場においては，高齢者と上手にコミュニケーションを取ることそのものが難しくなる．ところが，患者の側にしてみれば，「主治医はすぐに話を遮り，自分が言いたいことだけを説明し，患者は何が一番困っているのかを理解しようともしない」と感じ，あげくの果てに「あの医者はちっとも話を聞いてくれない．態度が横柄だ！」といった展開になってしまう．そんな高齢者の方々が，「今日は診察を受けてよかった」と感じる気持ちを大切にしたい．

ⓑ 高齢者に対する生活指導の難しさ

　高齢者の多くはすでに味覚が低下しており，実際の塩分濃度よりも薄味に感じてしまう．また軽度の認知機能低下があり，薬の飲み忘れが増えてきたり，自宅に込もりがちになってしまったりで，飲酒量も増えてしまうような場合がある．このような状態の高齢者では，慢性心不全急性増悪による入退院を頻回に繰り返すリスクが高い．特に一人暮らしや老老介護状態の高齢者の場合には，医療現場での生活指導には限界があるため，ケアマネジャーにもいっしょに受診していただくなど，疾病管理に必要な生活上の注意点についての情報を共有し，地域を巻き込んだ高齢者医療を心がける．また，生活指導を行う際には，特に大切な事柄については，粘り強く何度も繰り返して指導するとともに，できるだけ具体例を示す，優先順位の高い指導内容に絞る，など，患者個人に合わせた指導の仕方を工夫する必要がある．

　以上を踏まえ，解決法として以下があげられる．

解決法

①循環器疾患に関する病名のみならず，患者の背景にある併存疾患を列記しておく．気になるようであれば，認知機能についても確認しておく．
②老人性難聴は感音声難聴が多い．大きな低い声ではっきりと話す（「Ⅰ-6. 耳が遠い，認知機能に問題あり——どうやって医療面接する？」参照）．
③禁煙，節酒，減塩，減量，油物を控える，毎日血圧測定など，指導したいことがたくさんあったとしても，今回は特にこれだけは守って欲しいということをひとつ決めて，重点的に指導する．
④診察の最後に，「他に何か心配なことはないですか？」と確認することでよりよいコミュニケーションを目指す．
⑤減塩指導は具体的に．漬物は食べない，みそ汁やラーメンの汁を残す，など．栄養指導や患者教育用資材を有効活用する（「Ⅲ-4. 超高齢者に減塩は必要？」参照）．

▶ 高齢者に対する医療コミュニケーション技術の優劣

　米国の急性期病院に入院した65歳以上の高齢患者158万人において，男性医師が担当した患者よりも，女性医師が受け持った患者のほうが死亡率や再入院率が

III 予防・管理

有意に低いことが明らかであったという[1].女性医師のほうが男性医師に比較して，ガイドライン遵守率が高く，患者とよりよいコミュニケーションを築く場合が多く，専門家にコンサルテーションをより多くする傾向にあるため，医療の質の向上に寄与できたのではないかと考えられる．本論文は医療プロフェッショナルとしての医師の性差として話題になったが，性差というよりは医師個人の性格や考え方と行動様式の違いによる差異に基づくというのが本質ではないだろうか．医療コミュニケーション技術すなわち診療テクニックのひとつとして本書の高齢者診療"術"を学び実践することこそが，患者の「やる気」を引き出し，患者自身のセルフケア能力を高めることにより，有意な予後改善効果につながるものと期待している．

▶「医療費の負担を少しでも減らしたい」という気持ちに答える

ⓐ とにかく薬が多過ぎる

1) ポリファーマシーの解消を目指す

　近年，高齢患者においてポリファーマシー（多剤併用・多剤処方）が問題とされ，薬物療法の適正化が強く求められるようになった．ポリファーマシーは「副作用がより多くなる6種類以上の薬剤」と定義される．ポリファーマーシーに関連した問題として，薬物有害事象発生のリスクが増加する，服薬アドヒアランスが低下することなどが知られている．65歳以上の740名の患者を対象とした日本における検討では，潜在的に有害事象を引き起こすリスクのある不適切処方は登録患者の32.3%にみられ，ポリファーマシーとの関連が強かった[2]．安全性の確保からみた処方内容の適正化と処方薬剤数の削減・最適化が必要とされている．

　高齢者においては，多剤服用時に「薬剤起因性老年症候群」として，ふらつき・転倒，記憶障害，せん妄，抑うつ，食欲低下，便秘，排尿障害・尿失禁，などの症状が出現することがあるため，注意が必要である．薬剤との関係が疑わしい症状や所見があれば，処方内容をチェックし，薬剤の中止や減量を考慮する．少しでも薬の種類や数・量が減らせないかを常に念頭に置き，機会があるごとに処方の見直しを図るべきである．減薬を目標とした生活指導を行うことによって，患者のやる気を高めることが可能となる．

2) 処方・調剤の一元管理を目指す

　高齢者の多くは内科のみならず，整形外科や眼科，リハビリテーション科，歯

科など多くの診療科を併診しており，各医療機関から個別に処方が出ることで，処方薬の種類が増えてしまう．複数の医療機関を受診することにより，お互いの処方情報が一元的に管理されておらず，結果としてポリファーマシーになってしまう．高齢者では生理的に腎機能が低下しており，薬物有害事象が起こりやすいことが指摘されている．処方時にお薬手帳を確認する，薬局を一元化するよう指導することなどで解消につなげるよう努力するべきである．

ⓑ やっぱり予防が大切

1）特定健診（特定健康診査），後期高齢者健康診査の活用

　循環器病の予防には定期的な健康診断が重要である．40歳から74歳を対象とした生活習慣病に着目した特定健診，後期高齢者を対象とする成人健康診査は区市町村から受診券が送付され，無料あるいは一部の負担で生活習慣病健診が受けられる．これらの健診はしばらく受けないでいると，受診券が送付されなくなってしまうので，その場合には，最寄りの市町村区役所に問い合わせて受診券を取り寄せるように指導する．

2）多職種による包括的なプログラムとチームでの教育

　多くのガイドラインでも推奨されているが，高齢者の循環器病疾病管理においては，包括的なチームアプローチが有効である．特に高齢者の心不全の再入院を予防するためには，心不全の特徴や服薬の意義など，十分な患者および家族への教育を行う．社会的支援も含め，体重や血圧などの在宅での患者モニタリングによる包括的な教育プログラムを用いたチーム医療の実践が望まれる．

▶ 高齢者のこころのフレイル，からだのフレイル

ⓐ 高齢患者とフレイル

　後期高齢者が要介護状態となる原因としては，「認知症」，「転倒」，「高齢による衰弱」があげられる．特に高齢心血管病患者においては，歩行速度と6分間歩行距離は，全死亡と関連する予後予測因子であった[3]．高齢心血管患者においては，中等度以上の身体活動量を増やし，歩行機能の維持・改善を目標とすべきである（「Ⅰ-1．外来で"フレイル"の評価はなぜ必要？」参照）．

Ⅲ 予防・管理

ⓑ 心臓リハビリテーションの勧め

　生活習慣病や心血管病発症・進展予防には心臓リハビリテーションが有用であるが，高齢者のフレイル予防に対する運動療法単独の効果についてはどうであろうか．機能障害を有する高齢者1,635人を対象とした2年間にわたる米国の多施設単盲検無作為化試験では，体系的な中等度運動療法の実施のみでは身体機能に関するフレイルのリスクを減らすことはできなかった[4]．心血管病患者においては，運動療法の実施のみならず，食事指導・服薬指導なども含めた疾病管理としての生活上の注意点に関する教育が重要である．特に多職種で介入する包括的心臓リハビリテーションは，高齢心血管病患者のQOL改善のみならず，予後改善につながるものと考えられている．

ⓒ 社会的資源の活用

　フレイルは加齢に伴う様々な機能変化や予備能低下によって健康障害に対する脆弱性が増加した状態とされるが，その予防においては，運動器の機能向上のみならず，栄養状態の改善や口腔機能改善のほか，閉じ込もりやうつに対する予防・支援，独居高齢者対策といった精神心理的・社会的な要因をも考慮すべきである．要介護認定を受けている患者については，患者だけでなく，家族やケアマネジャーとも相談し，通所リハビリテーションなど社会的な資源を有効に活用する．高齢者のやる気を引き出すためにも，その背景にある「こころのフレイル状態」を理解するとともに，慢性期の通院・治療目的は心血管病の発症・増悪・再発予防にとどまらず，健康長寿の延伸が目的であることを繰り返し説明すべきである．

POINT

- 多職種で介入する．
- 家族やケアマネジャーに，サポートして欲しいことについてもお願いする．
- 認知機能に応じた説明，対応を心がける．

文献

1) Tsugawa Y et al. Comparison of Hospital Mortality and Readmission Rates for Medicare Patients Treated by Male vs Female Physicians. JAMA Intern Med 2017; **177**: 206-213

2) Masumoto S et al. Potentially inappropriate medications with polypharmacy increase the risk of falls in older Japanese patients: 1-year prospective cohort study. Geriatr Gerontol Int 2018; **18**: 1064-1070
3) Kamiya K et al. Gait speed has comparable prognostic capability to six-minute walk distance in older patients with cardiovascular disease. Eur J Prev Cardiol 2018; **25**: 212-219
4) Trombetti A et al. Effect of Physical Activity on Frailty: Secondary Analysis of a Randomized Controlled Trial. Ann Intern Med 2018; **168**: 309-316

III 予防・管理

サルコペニアを予防するための工夫とは？

なぜ悩んでしまうのか？

- フレイルとサルコペニアとの関連性やそれらの評価が難しい．
- サルコペニアに対して栄養介入を行う際に，どのような栄養素に配慮すべきか迷う場合がある．
- サルコペニア予防に向けた栄養，運動などの複合的介入は効果的なのかどうか見極めにくい．

ズバリ解決!!

- フレイルの重要な要素としてサルコペニアが知られており，サルコペニアを早期に察知し予防対策や介入を行うことは重要である．
- 一般に高齢者ではたんぱく質需要が大きく低下しない点を考慮し，腎疾患などの病態を除き十分量のたんぱく質投与を検討する．
- サルコペニア予防として，栄養，運動，薬剤などの複合的介入による効果が期待される．

▶ サルコペニア予防の重要性

　加齢に伴う様々な機能変化のなかでも，歩行能力，運動機能，視力，記銘力，腎機能をはじめとした人間の身体機能，生理機能は年齢とともに低下していくことが知られている．また，加齢に伴い生殖内分泌器官の機能低下も認められ，性ホルモンなどのホルモン動態にも大きな変化が生じてくる．更に，加齢に伴う筋肉量の減少，筋力低下（サルコペニア）により，高齢者の身体機能はいっそう低下し，activities of daily life（ADL）自立がより困難となり，結果的に転倒，骨折による要介護状態に陥る場合も多い（「I-2. "サルコペニア"と"フレイル"は違うの？」参照）．このように複合的な成因，背景が想定されるサルコペニアでは，高齢者の運動機能，身体機能を低下させるばかりでなく生命予後やADLをも規定し，本

人，介護者双方の quality of life(QOL)を低下させてしまう場合が多いため，その対策は重要である．これまでの知見から，性ホルモン，ビタミンDなどの液性因子の加齢変化，動態と筋肉量などとの関連性について次第に明らかになってきており，栄養，運動，薬剤などの複合的介入によるサルコペニア予防の重要性も認識されてきている[1,2]．

▶ サルコペニア予防には栄養介入が有効

　高齢者では生理的な食欲低下をはじめ種々の要因によって低栄養・栄養障害を認めやすく，更に低栄養・栄養障害自体がサルコペニアなどの機能障害やフレイルの要因，生命予後を含めた予後不良の指標にもなる．したがって，高齢者における栄養状態の評価とそれに基づく適切な介入はサルコペニア・フレイル対策の点からも重要である．なかでも一般に高齢者ではたんぱく質需要が大きく低下しない点を考慮し，腎疾患など特別な疾患，病態を除き十分量のたんぱく質投与を検討する．

　サルコペニア対策を考えるうえで，こうした高齢者に対する栄養評価が前提となり，十分なたんぱく質や脂肪酸摂取，アミノ酸投与などの栄養介入が有効である可能性が指摘されている．米国在住高齢者を対象にたんぱく質摂取量(0.7g/kg/日〜1.2g/kg/日)と3年間の筋肉変化量との関連性を検討したところ，たんぱく質摂取量が少ないと筋肉量減少を認めやすい結果となった(図1)[3](具体的な栄養管理については，「Ⅲ-6. 高齢者の栄養管理は実際にどうすればよい？」参照)．

▶ サルコペニア予防には運動・栄養の併用がポイント

　サルコペニアやフレイルに対する予防について，栄養介入による効果は運動療法との併用でより認められることが多く，一般的には栄養介入単独ではフレイルな高齢者の筋量・筋力回復が難しい面もある．介護施設に入所している高齢者を運動単独群，運動＋補食(360 kcal)群，補食単独群，対象群の4群に分け，各介入を10週間施行した結果，補食単独群では下肢筋力増加が認められなかった一方で，運動＋補食群が下肢筋力増加に最も効果的であった[4]．75歳以上の地域在住高齢女性を対象とした検討では，運動介入(週2回運動教室)に栄養介入(ロイシン高配合必須アミノ酸)を行った群が，運動介入単独群，栄養介入単独群に比べて

Ⅲ 予防・管理

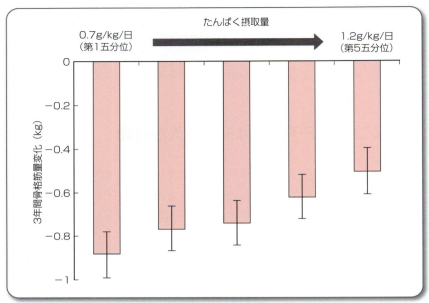

図1 たんぱく質摂取低下に伴う骨格筋量の変化（3年間）
(Houston DK et al; Health ABC Study. Am J Clin Nutr 2008; 87: 150-155 [3]) を参考に作成)

下肢筋量・膝進展力改善の点で最も効果的であった（図2）[5]．サルコペニアに対するアミノ酸補充については，高齢者を対象とした10日間の安静臥床試験において必須アミノ酸投与により骨格筋たんぱく質合成低下や身体機能低下の抑制が認められ，ロイシンに代表される分岐鎖アミノ酸やHMB（β-ヒドロキシ-β-メチル酪酸）の補充が高齢者の筋量維持に有効であるとの指摘もあり，今後の研究の進展が期待される[6]．

▶ サルコペニア予防とホルモンの関係

　加齢に伴う内分泌系の機能低下により性ホルモン動態も大きく変化し，男性ホルモンなどの性ホルモン補充や運動介入によって，筋量や筋力の増加につながる可能性が示されている．また，高齢女性に対して筋力トレーニング（30分間/日）を主体とした運動介入を3ヵ月間実施した研究において，血中テストステロン濃

2. サルコペニアを予防するための工夫とは？

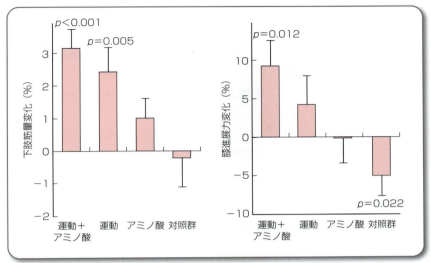

図2 アミノ酸・運動介入による筋量・筋力の変化
（Kim HK et al. J Am Geriatr Soc 2012; 60: 16-23 [5] を参考に作成）

度上昇が認められ，運動中止後には運動開始前の血中濃度域まで低下した．更に，ラットに対し30分間/日，計12週間のトレッドミルによる持久性運動を実施した基礎研究では，運動負荷後に骨格筋内のジヒドロテストステロン（DHT）や5-α還元酵素の濃度，発現が上昇していた[7]．このように，運動による性ホルモンの増加とそれに伴う筋力増加の可能性も示唆されてきている．

　高齢者におけるビタミンD血中濃度とサルコペニアとの関連性については，これまでの横断・縦断研究によって報告されており，その骨代謝作用に加えて筋肉に対する直接的作用を有する可能性についても示唆されている．特に高齢者では，紫外線による皮膚でのビタミンD産生能の低下，腎臓における1α水酸化酵素活性の低下，食事量の低下，小腸でのカルシウム吸収の際の活性型ビタミンDの反応性低下などが認められやすく，高齢者における潜在的ビタミンD不足の可能性を考慮する必要がある．

113

Ⅲ 予防・管理

POINT

- サルコペニアの予防に向けて，栄養介入や運動介入による効果が期待される．
- サルコペニア予防として，栄養，運動，薬剤などの複合的介入による効果が期待される．
- ビタミンDや性ホルモンとサルコペニアとの関連性を考慮し，こうしたホルモンレベルの評価や介入効果が期待される．

文献

1) Yakabe M et al. Clinical manifestations and pathophysiology of sarcopenia. Biomed Sci 2015; **1**: 10-17
2) Ogawa S et al. Age-related sarcopenia and its pathophysiological bases. Inflamm Regen 2016; **36**: 17
3) Houston DK et al; Health ABC Study. Dietary protein intake is associated with lean mass change in older, community-dwelling adults: the Health, Aging, and Body Composition (Health ABC) Study. Am J Clin Nutr 2008; **87**: 150-155
4) Beasley JM et al. Protein intake and incident frailty in the Women's Health Initiative observational study. J Am Geriatr Soc 2010; **58**: 1063-1071
5) Kim HK et al. Effects of exercise and amino acid supplementation on body composition and physical function in community-dwelling elderly Japanese sarcopenic women: a randomized controlled trial. J Am Geriatr Soc 2012; **60**: 16-23
6) Cruz-Jentoft AJ et al. Prevalence of and interventions for sarcopenia in ageing adults: a systematic review. Report of the International Sarcopenia Initiative (EWGSOP and IWGS). Age Ageing 2014; **42**: 748-759
7) Aizawa K et al. Endurance exercise training enhances local sex steroidogenesis in skeletal muscle. Med Sci Sports Exerc 2011; **43**: 2072-2080

3. がんのスクリーニングをどうする？

なぜ悩んでしまうのか？
- 高齢者ではがんのスクリーニングをどこまですればよいのか判断が難しい．
- 高齢者では体力的に侵襲的検査が難しい．
- 高齢者では多重がんの存在があり，診断が難しい．
- がんの疑いはあるが，確定診断が難しい．

ズバリ解決!!
- 非侵襲的検査を優先する．
- 患者にとって適切な検査かどうかを判断する．
- 検査に耐えうる体力（身体活動レベル）や認知症の評価が重要である．
- スクリーニングに迷うくらいなら，検査を勧める．

▶ スクリーニングにあたって考えるべきことは？

ⓐ がんを見逃さないために

　がんのスクリーニングは基本的な血液検査，便潜血検査，画像検査，内視鏡検査，超音波検査などに大きく分類される．なかでもスクリーニングとしては血液検査，画像検査，内視鏡検査が頻用されている．とりわけ血液検査は非侵襲的であり，様々ながんの腫瘍マーカーが開発されている．一方，消化器系の検査として胃カメラ，大腸カメラともにやや侵襲的ではあるが，がんのスクリーニングでは欠かせない検査である．循環器科の医師としては，長く診ている患者のがんの見落としは避けたい．そこで定期的な貧血やLDH，腫瘍マーカーの検査は1年か，半年に1回は施行しておきたい検査ではある．また適宜，消化器科や，呼吸器科にコンサルテーションを行うことも必要である．いずれにしても日ごろからがんの存在を念頭に置き，スクリーニングを心がけ，少なくとも入り口である体重測定，貧血，自覚症状のチェックを行い，カルテに記載する必要がある．症状に乏

Ⅲ　予防・管理

しいことも多いが，疑わしい症状や所見があれば，少なくとも1年に1回はがんのスクリーニング検査を勧める．

ⓑ 臓器別のがんのスクリーニング方法は？

　がんのスクリーニングは臓器によって異なる．肺がんであれば，咳や血痰の症状から胸部X線検査や胸部CTや血液で腫瘍マーカーの検査を行う．専門分野でない場合には画像の読影を依頼することも必要である．これらは侵襲的ではないが気管支鏡検査は相当侵襲的である．経鼻か経口か，そして検査に耐えうるどうか，患者や検査を選ぶ必要がある．胃がんであれば，経鼻内視鏡検査が比較的侵襲性は低い．通常であれば選択の余地があるが，進行した認知症があると検査には耐えられないことが多い．スクリーニングには事前に認知症や体力（身体活動レベル）の評価が必要である．いずれにしても検査時の安全を考え，非侵襲的な検査を優先する．

　大腸がんはスクリーニングとして，便潜血検査を行い，陽性であれば，大腸X線検査か，大腸ファイバーを行うが，どちらも相当侵襲的である．虚弱高齢者では検査を選択しないことも多い．検査に耐えうる体力や認知症の評価が重要である．膵臓がんは腹部CTや超音波検査がスクリーニングとなる．侵襲性は低いが，症状の発現が遅いため，手遅れになりやすい．血液系のがん検査は血液検査が優先され比較的侵襲性は低い．乳がんは触診，マンモグラフィがスクリーニングとなり，侵襲性は比較的低い．前立腺がんはPSAの測定とエコーがスクリーニングとなり，膀胱鏡やファイバーは比較的侵襲度が高い．

　特定検診とがんのスクリーニングでは目的が異なり，特定検診では生活習慣病や肝障害，腎障害の検査を優先としている（表1）．なかには便潜血検査で，大腸がんがみつかるケースもまれではない．更に胃カメラもしくはバリウム検査で，胃検診を行うことになっている．しかしながら最近では胃がんのリスクより肺がん，大腸がんのリスクが高いことから，胸部X線もしくは胸部CT検査，更には大腸ファイバーが優先されている．患者にとって適切な検査かどうかを総合的に判断する．

　以上のことから循環器科の医師においては心電図，胸部X線，心エコーなどの検査だけでなく，高齢者では全身を包括的に診る視点が重要である[1]．体重減少やADLの低下，意欲低下なども観察し，直感を働かせて，スクリーニングにつなげたい．

表1　特定検診と基本健康診査の検査項目（厚生労働省資料より）

			特定健康診査	老人保健事業における基本健康診査	特定健診と老健事業との比較
診察	質問（問診）		○	○	
	計測	身長	○	○	
		体重	○	○	
		肥満度・標準体重	○	○	
		腹囲	○		新規追加
	身体所見（身体診察）		○	○	
	血圧		○	○	
脂質	総コレステロール			○	廃止
	中性脂肪		○	○	
	HDLコレステロール		○	○	
	LDLコレステロール		○		新規追加
肝機能	AST（GOT）		○	○	
	ALT（GTP）		○	○	
	γ-GT（γ-GTP）		○	○	
代謝系	空腹時血糖		■	○	
	尿糖	半定量	○	○	
	ヘモグロビンA1c		■	□	
血液一般	ヘマトクリット値		□	□	
	血色素測定		□	□	
	赤血球数		□	□	
尿腎機能	尿たんぱく　半定量		○	○	
	潜血			○	廃止
	血清クレアチニン			○	廃止
心機能	12誘導心電図		□	□	
眼底検査			□	□	

○：必須項目，□：医師の判断に基づき選択的に実施する項目，■：いずれかの項目の実施でも可

▶ それぞれの問題点とその解決法

ⓐ スクリーニングの有用性は？

問題点

- スクリーニングはあくまでスクリーニングであって，完全ではないことが多い．
- 疾患や臓器によってスクリーニングの精度や限界が異なる．
- スクリーニングに確信が持てない．

Ⅲ 予防・管理

- 見込み治療を優先する場合がある．
- スクリーニングには当然限界がある．
- スクリーニングには落とし穴がある．
- スクリーニングに確信が持てない．

解決法

- いくつかのスクリーニング法の組み合わせで解決できるかもしれない．
- スクリーニング検査の限界を知る．
- スクリーニングでがんの疑いの確率が高くなる．
- スクリーニングでがんの発見が可能な場合もある．
- より精度の高いスクリーニング法や新しい技術の開発．
- AI の利用．
- 検査の精度に関する評価の知識を得る．

ⓑ 非侵襲的検査を優先する

問題点

- 侵襲的検査には及ばないことが多い．
- 検査のスクリーニング判断が必要である．

解決法

- 適切な非侵襲的検査の選択．
- 高齢者の検査では有利に働く．
- 高齢者の検査では優先的に行う．
- 検査に耐えうる体力かどうかや，認知症の評価を行う．

ⓒ がんのスクリーニングはどこまでやればよいのか？

問題点

- 迷った末に，がんのスクリーニングではなく，過剰ながんの精査をしてしまうことがある．
- スクリーニングの頻度は年1回なのか，2回なのか，わからない．

解決法

- がんの進展状況のエビデンスを知る．
- より有効な検査方法を取り入れる．

POINT

- 非侵襲的検査を優先する．
- 患者にとって適切な検査かどうかを総合的に判断する．
- 見込み治療を優先する場合がある．
- 検査に耐えうる体力や認知症の評価が重要である．
- １年に最低１回はがんのスクリーニングを勧める．

Column

【便潜血陽性を見くびるなかれ】

　便潜血陽性の患者が相談にきた．歯ブラシ時に歯肉出血があり，「先生仕方ないですよね，放っておいていいですよね」と相談された．確かに放置しがちであるが，なんとなく嫌な予感がして，「大腸ファイバーをしたほうがいいですよ」とコメントをした．後日患者が飛び込んできて言うには，大腸ファイバーをしたら12mmの大腸ポリープがみつかり，切除してもらったとのことであった．消化器科の医師からは，あと１～２年検査が遅れていたらがん化していたかもしれないといわれたそうである．そのとき大変喜ばれたが，今後も便潜血陽性を見くびるなかれと思われた．

文献

1) 日本老年医学会（編）．健康長寿ハンドブック，メジカルビュー社，2011
2) 遠藤英俊．高齢者医療総合診療ガイド 担当医必携Q&A，じほう，2008

Ⅲ 予防・管理

 超高齢者に減塩は必要？

なぜ悩んでしまうのか？

- 超高齢者において減塩が本当に有効なのかという議論がある．
- 超高齢者では高血圧以外に様々な合併症を併存していることが多い．
- 超高齢者への減塩指導の難しさがある．

ズバリ解決!!

- 基本的に超高齢者高血圧患者においても減塩は有効である．
- 超高齢者特有の減塩に伴う合併症があり注意が必要である．
- 超高齢者においても食事や塩分摂取量による適切な指導は効果的である．

▶ 現在の高齢者の塩分摂取量

　日本人の食塩摂取量は徐々に低下傾向にあり，平成28年の国民健康・栄養調査において，男性10.8g/日，女性9.2g/日と報告されている[1]．若年層と比較して中・高年層のほうが食塩摂取量は多く，60歳代で最も多い．また，70歳以上の食塩摂取量は男性10.8g/日，女性9.4g/日と若年，中年層と比較しても少なくない（図1）．

▶ 減塩はなぜ必要であるか？

　食塩過剰摂取は高血圧と関連し，一般に食塩制限により血圧は低下する．また減塩の程度に応じた降圧が期待できる．前向きコホート研究のメタ解析では，食塩過剰摂取は脳卒中（RR＝1.23）や心血管疾患（CVD）（RR＝1.14）のリスクを有意に増加することが示されている[2]．食塩は身体活動に必要であるが，過剰摂取は明らかに有害であると考えられる．ただし，食塩摂取量が極端に少ないと死亡率やCVDが増加する報告もありJカーブ現象がみられるため，3g/日未満の過度な食

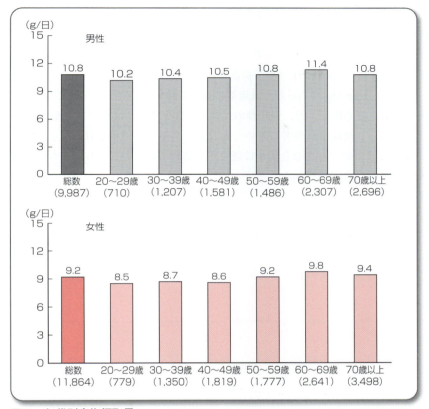

図 1　年代別食塩摂取量
(厚生労働省．平成 28 年国民健康・栄養調査結果の概要，2016 [1] より引用)

塩制限は推奨されない [3]．高血圧治療ガイドラインにおける減塩目標は 6 g/日未満である [4]．

高齢者における減塩の効果は❓

　高齢者の減塩に関する研究は少数である．TONE (Trial of Nonpharmacologic Interventions in the Elderly) 研究では，1 種類の降圧薬服用中の高齢高血圧患者 (60〜80 歳) 975 人に対して減塩群と対照群に割り付け平均 27.8 ヵ月のフォローアップを行った [5]．減塩群では目標を 24 時間尿中ナトリウム排泄量 80 mmol/日

III 予防・管理

未満（食塩相当量として約4.7g/日）として降圧効果，高血圧の持続，降圧薬の継続使用，中止した降圧薬の再開，心血管イベントで定義されるエンドポイントへの影響を検討した．減塩群では対照群に比し，30ヵ月後に39.8mmol/日（食塩相当量として2.3g/日）の尿中ナトリウム排泄量の低下を認め（図2），降圧効果は減塩群で-3.4/-1.9mmHgであった．減塩群において対照群に比し，有意にエンドポイントの抑制を認めた（図3）．減塩群の到達尿中食塩排泄量は6g/日程度であり，6g/日を目指した減塩は高齢者においても有効であることが示された．また対照群と比較して減塩群で有意な合併症は認めず，高齢者においても6g/日程度の減塩は安全であることが示された．

　高齢者は若年者より一般に食塩感受性が高く，減塩は有効であると考えられる[6]．これには，加齢に伴う腎機能低下やレニン・アンジオテンシン系の活性低下が関与していると考えられる．TONE研究で示されたように，高齢者高血圧患者は減塩により血圧低下を認め減塩の重要性が示された．ただし，超高齢者のみを対象とした前向き研究は現在のところ実施されていないため今後の検討が必要である．

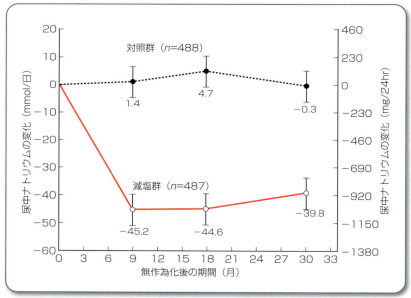

図2 24時間尿中ナトリウム排泄量
（Whelton PK et al. JAMA 1998; 279: 839-846 [5]を参考に作成）

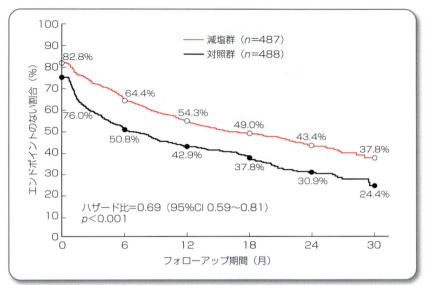

図3　減塩によるイベント抑制の割合
(Whelton PK et al. JAMA 1998; 279: 839-846 [5] を参考に作成)

▶ 超高齢者の高血圧患者以外にどのような患者で減塩は有効であるか❓

ⓐ 慢性心不全

　細胞外液量は体内ナトリウム量により規定されており，慢性心不全において減塩によるナトリウム制限は不可欠である．ただし，超高齢者の心不全では循環血液量の安全域が狭いため厳格な体液管理が必要であり，減塩を含む食事内容，体重変化，血清ナトリウム濃度の変化などを把握し適切な指導を行う．

ⓑ 慢性腎臓病（CKD）

　CKDでは，食塩摂取量の増加により腎機能低下や末期腎不全のリスクが増加するため，減塩が推奨される．高齢者のCKDでは腎臓のナトリウム排泄能低下により食塩感受性高血圧になりやすいだけではなく，腎のナトリウム保持能も低下しており，減塩の際にはナトリウム喪失もきたしやすく注意が必要である．

Ⅲ　予防・管理

▶ 超高齢者の減塩ではどのようなことに気をつけるか❓

　超高齢者では体温調節機能が低下しており，夏場に限らず発汗時において過度の減塩が脱水や低血圧の誘因となるため，注意が必要である．
　味覚の低下がある場合，食事の味つけが変化することにより食事摂取量の低下を認め低栄養をきたす可能性があるため全身状態の管理に注意する．
　また，超高齢者では血圧動揺性が増大しており，過降圧による起立性低血圧や転倒に注意する必要がある．
　日本老年医学会による「高齢者高血圧診療ガイドライン 2017」では，自力で外来通院できないほど身体能力が低下した患者，6m 歩行を完遂できないような状態，高度な身体機能低下を伴う介護施設入所者，認知症を有する患者では個別に降圧薬治療開始や降圧目標を決定するとしている．降圧療法による予後改善効果が証明されていないことがその理由である．このような患者においては減塩が更なる ADL の低下を招く可能性もあり，減塩の実施や程度には個別の判断が必要である．
　エンドオブライフの患者における減塩は予後改善の目的はないため，本人の嗜好に合わせて行う．

▶ どのように減塩を実践するか❓

　高血圧患者に実施したアンケート調査において，減塩を意識している患者の食塩排泄量は，意識していない患者と 1g/日程度しか差を認めなかった[7]．減塩の遵守率は低く，減塩の意識は実際の減塩に反映されていない可能性がある．
　そのため，実際の食事による食塩摂取量を評価することが必要である．また，随時尿を用いた推定食塩排泄量の評価と併用することにより，減塩指導を行うことが重要である．高齢者は生活習慣を変更することが難しいと考えられがちであるが，適切な指導により修正は可能であり，効果が期待できる．
　日本人はカリウム摂取量が不足しているが，カリウムを含む食物摂取も降圧効果が期待できる．減塩食品では，ナトリウムの一部をカリウムに変換しており，カリウム摂取増加が期待できる．ただし，腎障害を認める患者においてはカリウム制限が必要であり注意する（「Ⅱ-3. CKD を合併した高齢者における降圧治療の

注意点は？」参照）．

> **POINT**
> - 超高齢者においても高血圧症を認める場合は，基本的に塩分摂取量 3g/日以上 6g/日未満を目標とするが，他の様々な併存疾患を含め全身状態に留意する必要がある．
> - 超高齢者では減塩による脱水，低血圧，食事量低下に伴う低栄養などを避ける工夫が必要であり，ライフスタイルに合わせた指導を行う．

文献

1) 厚生労働省．平成 28 年国民健康・栄養調査結果の概要，2016
2) Strazzullo P et al. Salt intake, stroke, and cardiovascular disease: meta-analysis of prospective studies. BMJ 2009; **339**: b4567
3) O'Donnell MJ et al. Urinary sodium and potassium excretion and risk of cardiovascular events. JAMA 2011; **306**: 2229-2238
4) Shimamoto K et al. The Japanese Society of Hypertension Guidelines for the Management of Hypertension (JSH 2014). Hypertens Res 2014; **37**: 253-390
5) Whelton PK et al. Sodium reduction and weight loss in the treatment of hypertension in older persons: a randomized controlled trial of nonpharmacologic interventions in the elderly (TONE). TONE Collaborative Research Group. JAMA 1998; **279**: 839-846
6) Alam S, Johnson AG. A meta-analysis of randomised controlled trials (RCT) among healthy normotensive and essential hypertensive elderly patients to determine the effect of high salt (NaCl) diet of blood pressure. J Hum Hypertens 1999; **13**: 367-374
7) Ohta Y et al. Relationship between the awareness of salt restriction and the actual salt intake in hypertensive patients. Hypertens Res 2004; **27**: 243-246

III 予防・管理

5 夜間頻尿はどう対処する？

なぜ悩んでしまうのか？

- 高齢者では頻度が高い下部尿路症状（LUTS）である．
- QOLに与える影響が大きく，睡眠障害，転倒・骨折，生存率にも影響を及ぼす．
- 多因子が関係し原因の特定が難しく，様々な疾患が原因のこともある．
- 確立された治療法がなく，薬物療法の効果は限定的で，治療に難渋することも多い．

ズバリ解決!!

- 症状が夜間頻尿のみか夜間頻尿と他のLUTSを合併しているかをまず調べる．
- 夜間頻尿と他のLUTSを合併している症例において，男性はα_1遮断薬かPDE5阻害薬，女性は抗コリン薬かβ_3作動薬を投与する．治療効果が不十分であれば泌尿器科専門医に紹介する．
- 症状が夜間頻尿のみの症例における評価・診断には排尿記録が重要で，夜間多尿があるかどうかを鑑別する．
- 夜間多尿の場合には飲水指導，運動療法を行う．夜間多尿がない場合には睡眠障害の可能性がある．
- 腎機能障害や心不全，睡眠時無呼吸症候群や薬剤の影響でも夜間頻尿になることがある．

▶ 夜間頻尿とは？

ⓐ 夜間頻尿とは
夜間に排尿のために1回以上起きなければならない愁訴と定義されている[1]．

ⓑ 夜間頻尿のQOLへの影響[2]について

健康関連QOL（SF36）を用いた検討では，夜間頻尿の回数が多いほどQOLを障害することが示されている．高齢者においては，夜間頻尿が転倒の発生要因となり，大腿骨近位部骨折のリスクを増加させることが報告されているが，これはQOLを高度に障害することとなる．更に，3回以上の夜間頻尿を有する高齢者は，夜間排尿回数が2回以下の高齢者に比べて生存率が有意に低いことも報告されている．

夜間頻尿の原因は❓

夜間頻尿の病態は大きく分けて多尿，膀胱の蓄尿障害，睡眠障害の3つがある（図1）．

ⓐ 多尿と夜間多尿

1）多尿

24時間で2,800mL以上（あるいは体重1kgあたり40mL以上）の排尿を多尿としている[1]．病態としては水利尿と浸透圧利尿があり，浸透圧利尿の代表的疾患は糖尿病による高血糖であり，水利尿については，腎機能障害などにより水分の再

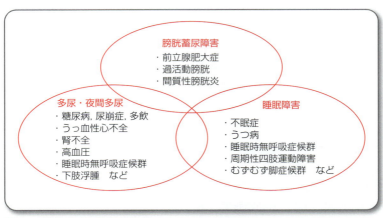

図1　夜間頻尿の病態と疾患

III 予防・管理

吸収障害が原因で，代表的疾患としては尿崩症がある．また，1日の飲水量が多いと当然水利尿による多尿となる．

2）夜間多尿

高齢者では夜間多尿が夜間頻尿の原因であることが多い．

65歳以上では24時間尿量の33％を超えると夜間多尿と定義する[2]．高齢者では，高血圧による腎血管抵抗増加のための腎血流低下や筋のポンプ作用の機能低下により適正な尿量が日中に産生できず，日中に細胞外にプールされた水分が夜間に血管内に戻ってくるため夜間の尿産生量が増加し，これが夜間頻尿の原因のひとつであるとされている．

アルコールやカフェイン，塩分の過剰摂取も夜間多尿の原因のひとつと考えられている[3]．

3）多尿・夜間多尿を起こすその他の要因[2]

①慢性腎臓病（CKD）

腎機能低下も夜間多尿に関与する．高齢者では尿の濃縮力低下に加え，食事摂取後の速やかな排泄能が低下し，夜間の尿量増加が起こる．

②慢性心不全

初期症状として夜間多尿が現れる．高齢の夜間頻尿患者で，脳性ナトリウム利尿ペプチド高値例では潜在的心不全により昼間に生じた軽度のうっ血状態を改善させるために，夜間尿量が相対的に増加し，心負荷を軽減している可能性が示唆される．

③薬剤

抗コリン薬，クロルプロマジン，ループ利尿薬，カルシウム拮抗薬なども多尿をきたす．カルシウム拮抗薬は，輸入細動脈拡張作用により糸球体濾過率を増加させ，ADHの分泌抑制作用も有する．

またループ利尿薬を，夕食後に服薬して就寝した場合には，夜間多尿の原因となるが，就寝前6〜8時間のフロセミド40mgの内服は夜間多尿や夜間のナトリウム利尿を改善する効果も報告されており，夜間多尿の治療薬として使用されることもある．

ⓑ 膀胱の蓄尿機能障害（機能的膀胱容量の低下）[2]

最も頻度が高いのは過活動膀胱で，主な原因は排尿筋の異常な収縮（排尿筋過活動）である．これは神経因性（①脳梗塞や脳出血，②脊髄障害による排尿反射の障

害）と非神経因性に区別され，後者では加齢や前立腺肥大症，骨盤底の脆弱化などが影響するが，原因が明らかでないものも多い．最近では加齢に伴う動脈硬化，下部尿路閉塞による高圧排尿や尿閉により膀胱の血流障害（虚血）が起こり，下部尿路の酸化ストレスの亢進に起因する，神経，平滑筋，尿路上皮の障害が排尿筋過活動と関連しているとされている．

ⓒ 睡眠障害[2]

高齢者は睡眠障害を訴えることが多い．睡眠障害と夜間頻尿の因果関係の判断は困難なことも多いが，夜間頻尿と関連するいくつかの特殊な睡眠障害がある．
① むずむず脚症候群
② 周期性四肢運動障害
③ 睡眠時無呼吸症候群

▶ 夜間頻尿の検査は❓　どう診断する❓

夜間頻尿が疑われる患者に対する症状質問票としては，国際前立腺症状スコア（I-PSS），過活動膀胱症状スコア（OABSS）の使用が推奨されているが，簡単なアセスメント方法を表1に示した．

夜間頻尿を訴える患者に対する重要な検査は排尿記録である．排尿記録には3つのタイプ（排尿時刻記録，頻度・尿量記録，排尿日誌）があり，排尿日誌が最も

表1　簡単な夜間多尿のアセスメント

① 夜間の排尿回数は多いですか．
② 夜間の尿量は沢山出ますか．
③ 明け方近くに何度もトイレに行きますか．
　⇒あてはまる場合，夜間多尿の可能性がある．
夜間多尿の可能性がある場合は，下記の項目を確認する．
● 飲水についての確認　⇒飲水指導
　　1日にどのくらい飲水しますか．
　　晩酌をしますか，アルコールを飲みますか．どのくらい飲みますか．
　　コーヒーや紅茶をどのくらい飲みますか．
● 下肢の浮腫の有無を確認　⇒運動療法，塩分制限
　　足がむくみますか．
　　塩分を多く摂取しますか．（塩辛いものが好きですか）
● 高血圧の有無を確認　⇒原疾患の治療
　　血圧コントロールができていますか．

排尿日誌（Bladder diary）

月　　日（　）

起床時間：午前・午後＿＿＿＿時＿＿＿＿分

就寝時間：午前・午後＿＿＿＿時＿＿＿＿分

メモ　その日の体調など気づいたことなどがあれば記載してください．

	時間	排尿（○印）	尿量（ml）	漏れ（○印）			
	時から翌日の　　時までの分をこの一枚に記載してください．						
1	時　　分		ml				
2	時　　分		ml				
3	時　　分		ml				
4	時　　分		ml				
5	時　　分		ml				
6	時　　分		ml				
7	時　　分		ml				
8	時　　分		ml				
9	時　　分		ml				
10	時　　分		ml				
	時間	排尿	尿量	漏れ			

次のページへつづく

	時間	排尿（○印）	尿量（ml）	漏れ（○印）			
11	時　　分		ml				
12	時　　分		ml				
13	時　　分		ml				
14	時　　分		ml				
15	時　　分		ml				
16	時　　分		ml				
17	時　　分		ml				
18	時　　分		ml				
19	時　　分		ml				
20	時　　分		ml				
21	時　　分		ml				
22	時　　分		ml				
23	時　　分		ml				
24	時　　分		ml				
25	時　　分		ml				
	時間	排尿	尿量	漏れ			
	計		ml				

翌日＿＿月＿＿日の

起床時間：午前・午後＿＿＿＿時＿＿＿＿分

図2　排尿日誌

（日本排尿機能学会ホームページ http://japanese-continence-society.kenkyuukai.jp/special/?id=15894 より許諾を得て転載）（2019年3月閲覧）

よく使用される（図2）．記録期間は24〜72時間が推奨され，多尿，夜間多尿の診断ができる．

夜間頻尿の病態別治療と生活指導の考え方

ⓐ 膀胱蓄尿障害

1）前立腺肥大症

α_1 遮断薬とPDE5阻害薬が第一選択薬であり，ほかに5α-還元酵素阻害薬，アミノ酸製剤，植物製剤，漢方薬などがある．

2）過活動膀胱

抗コリン薬と β_3 作動薬が第一選択薬である．抗コリン薬による口内乾燥，便

秘，残尿増加や尿閉，認知機能への影響などを考慮する必要がある．
　これらの薬剤の有効性はあまり高くなく，患者の治療満足度も十分ではないこともある．

ⓑ 夜間多尿
　薬物療法としてデスモプレシンを投与する方法があるが，日本ではまだ保険適用がないため，飲水指導・運動療法を行う．
1）飲水指導（表2）
　夜間の飲水過多，アルコール，カフェインは，避けることが望ましい．通常，排尿日誌をもとに，全日多尿か夜間多尿かについて把握する．
　飲水指導で問題となるのは，脱水による脳梗塞などの発症や悪化の危険性であるが，過度の飲水が脳梗塞の予防になるというエビデンスはなく，飲水後に血液粘稠度の変化は認められなかったと報告されている．
2）運動療法（表2）
　夕方あるいは夜間における運動療法（散歩，ダンベル運動，スクワットなど），夕方下肢を挙上した30分以内の昼寝，弾性ストッキングの使用などが有効である．

ⓒ 睡眠障害に対する治療
　原因となるような身体疾患や精神疾患がある場合は，まずそれら基礎疾患の治療を行うことが重要である．睡眠障害が原因と考えられた場合には，専門医への

表2　飲水・運動に関する生活指導のポイント

飲水指導
　　飲水量を確認し，必要以上に飲み過ぎていないか確認
　　　　1日の飲水量：体重の2〜2.5%
　　　　（24時間尿量：おおよそ20〜25mL/kgとなるような指導が適当）
　　患者に合わせて，必要以上に飲水せずに済むよう指導する
　　　・糖尿病：血糖コントロールで飲水量が減る場合がある
　　　・高血圧症：血圧コントロール，飲水量の調節や塩分の制限が有効な場合がある
　　　・飲酒をやめられるか，患者さんと相談しながら指導する
　　　・夜間多尿の場合，午後3〜4時以降の飲水を減らすよう指導する
　　　　　例：「コップのサイズを小さくしてください」と指導する

運動療法
　　夕方あるいは夜間における30分以上の運動
　　　・散歩，ダンベル運動，スクワットなど
　　　　　⇒間質に貯留した水分を運動による筋肉ポンプ作用で血管内に戻し，
　　　　　　また汗として対外に排出する作用のために有効とされている．

Ⅲ 予防・管理

紹介を検討する．

POINT
- 夜間頻尿患者では，男性は α_1 遮断薬か PDE5 阻害薬，女性は抗コリン薬か β_3 作動薬の投与を開始してもよいが，治療効果が不十分であれば泌尿器科専門医に紹介する．
- 夜間多尿による夜間頻尿の頻度は高いので，排尿日誌の記載が推奨される．
- 夜間多尿の症例に対しては，飲水指導，運動療法を指導する．
- 様々な疾患（CKD，心不全，睡眠時無呼吸症候群など）や薬剤が夜間頻尿の原因である場合もあり，注意を要する．

文献

1) Abrams P et al. The standardization of terminology of lower urinary tract: Report from the standadisation sub-committee of international continence society. Neurourol Urodyn 2002; **21**: 167-178
2) 日本排尿機能学会 夜間頻尿診療ガイドライン作成委員会（編）．夜間頻尿診療ガイドライン，Blackwell Publishing，東京，2009
3) Matsuo T et al. Daily salt intake is an independent risk factor for pollakiuria and nocturia. Int J Urol 2017; **24**: 384-389

6 高齢者の栄養管理は実際にどうすればよい？

なぜ悩んでしまうのか？

- 食事摂取量が少ないため必要な栄養素が充足できない．
- 心不全，脳卒中などの急性期では，水分・ナトリウム・カリウムなどの制限下で栄養素など摂取量不足が継続する．
- 体重減少が生じているのは，「年齢のせい」という誤った認識がある．

ズバリ解決!!

- 摂取可能な量に合わせてエネルギー密度の高い食事を提供する．
- 静脈栄養や経管栄養を考慮し，経口では栄養補助食品を利用する．
- 体重減少が，必要量に対する摂取エネルギーの相対的不足によることを理解させ，低栄養の場合にはより多くのたんぱく質摂取（1.2〜1.5kg/日）を推奨する．
- ADLや身体活動量に応じて栄養素量を調節する．

▶ 栄養管理の基本方針

　主な循環器疾患の栄養・食事療法のガイドラインを表1に示す．まず，①減量すること，②野菜・果物，魚の摂取とコレステロールや飽和脂肪酸摂取の制限および減塩をすること，があげられており，急性・慢性心不全では，状態により水分制限が必要とされている．しかし，高齢者では，サルコペニア・フレイルといった低栄養状態にあることが多いため，栄養素や食品の制限を遵守することよりも，栄養状態の改善を優先しなければならない．低栄養状態は生命予後を悪化させるため，必要エネルギーを確保し，たんぱく質の充足を図り，ビタミンやミネラルなどの栄養素を病態に合わせて摂取させることが重要となる．

Ⅲ　予防・管理

表1　主な循環器疾患ガイドラインの栄養・食事療法（抜粋）

ガイドライン名	栄養・食事療法
高血圧治療ガイドライン2014	1. 減塩；6g/日未満 2a. 野菜・果物；野菜・果物の積極的摂取 2b. 脂質；コレステロールや飽和脂肪酸の摂取を控える 　　　　魚（魚油）の積極的摂取 3. 減量；BMIが25kg/m² 未満
動脈硬化性疾患予防ガイドライン2017年版	・適正体重の維持 ・飽和脂肪酸とトランス脂肪酸を減らし，n-3系多価不飽和脂肪酸と一価不飽和脂肪酸を増やす ・高LDLコレステロール血症ではコレステロールの摂取を200mg/日未満 ・野菜・海藻・果物・大豆・大豆製品の摂取量を増やす．ただし，果糖を含む加工品の摂取量は減らす ・日本食パターンの食事
急性・慢性心不全診療ガイドライン（2017年改訂版）	・塩分管理；1日6g未満 ・水分管理；軽症では不要，重症では水分制限が必要 ・栄養管理；定期的な栄養評価を行う．栄養管理方法は確立していない

▶ 高齢者の栄養素など必要量の考え方

高齢者の栄養素などの摂取必要量は，以下を参考に設定する．

ⓐ エネルギー

体重や病態をモニタリングしながら，適正な体重を維持できるように適宜以下の方法を用いる．

1）基礎エネルギー消費量にストレス係数と活動係数を乗じて，必要エネルギーを算出する．

①間接熱量計で消費エネルギーを測定し，これを安静時（基礎）エネルギー消費量とする．

②Harris-Benedictの計算式でBEE（基礎エネルギー消費量）を算出する．ただし日本人には過剰になる傾向があることに留意する．

　　男性　　BEE＝66.47＋13.75W＋5.0H－6.76A
　　女性　　BEE＝655.1＋9.56W＋1.85H－4.68A
　　　　　　　W：体重（kg），H：身長（cm），A：年齢（年）

2）日本人の食事摂取基準2015年版[1]（以下食事摂取基準）を参考に，70歳以上の基礎代謝基準値である男性21.5kcal/kg体重/日，女性20.7kcal/kg体重/日に，

身体活動レベル「低い」の係数 1.5 を乗じて求めると，体重あたりの推定エネルギー必要量は，およそ 30〜33 kcal/kg 体重/日となる．これに，体重を乗じて必要エネルギー量とする．過体重の場合は標準体重，やせであれば現体重を用いる．やせの場合，必要量を摂取することができたら，標準体重を目標として必要量を漸増する．

ⓑ たんぱく質

高齢者は筋肉たんぱく質同化作用が低下[2]しており，虚弱に陥りやすい．慢性腎臓病や肝不全などの合併により，たんぱく質摂取量の調整や制限が必要な場合を除き，成人と同等かそれ以上[3]の供給量とする．供給量は以下を参考にして求める．

① ESPEN（欧州静脈経腸栄養学会）の Expert group が推奨する高齢者のたんぱく質摂取量は，健康な場合は 1.0〜1.2 g/kg/日，低栄養または低栄養のリスクがある場合は 1.2〜1.5 g/kg/日を用いる[5]．

② 70 歳以上高齢者における食事摂取基準のたんぱく質推奨量である，1.06 g/kg 体重/日[4]を用いる．

①②のいずれも体重はまず現体重を用いて設定し，標準体重の量を目指して増量を図る．

ⓒ ビタミン，ミネラル

ビタミン，ミネラルは，食事摂取基準の推奨量および目安量（以下，推奨量・目安量）に準ずる．

▶ それぞれの問題点と解決法

ⓐ 必要栄養素量が充足できない

問題点 ①摂取栄養素量および食事摂取量が少ない
- 炎症や感染がある場合，経口での摂取量の増加は難しい．
- 必要栄養素量が充足できない状態が長期化する．

解決法
➡ 経口摂取の限界を見極め，PPN（peripheral parenteral nutrition）を併用する
- 発熱や感染の徴候がある場合には，炎症性サイトカインの影響により食欲が

III 予防・管理

低下する．また，薬物療法の開始や増量，下痢や便秘を含めた消化管症状や疼痛などの発現によっても食欲が低下する．これらの状態では経口摂取での増加は期待できないので食事に加えて経静脈的に，アミノ酸加総合電解質液と糖質 7.5% の維持液とビタミン剤などで栄養素の補給を行う．

➡ エネルギー密度を高くする

- 摂取量が少ない原因に対して医学的な治療あるいは対症療法を行っても効果がないときは，少ない食事の量でエネルギーを増やす工夫をする．患者が摂取できる食品を確認し，原則として野菜を減らし，たんぱく質や脂質が多い食品・料理を増やす．卵料理，豆腐類，乳製品，育児用調製粉乳などが勧めやすい．これらを追加しても充足できない場合は，エネルギー密度が 1.5 kcal/mL 以上の栄養補助食品などを利用する（表2）．このとき，患者の病態や理解力に合わせて栄養素の必要性，摂取量などを説明し，食べる料理の優先順位を教えて効率よく充足できるように促す．

➡ ビタミン・ミネラルを充足させる

- 低栄養の患者では，ビタミン・ミネラルなどの栄養素を普通の食品から充足することが困難であるため，ビタミン・ミネラルの多い栄養補助食品を用いる．経静脈的には，末梢からはビタミン製剤を，高カロリー輸液では総合ビタミン製剤と微量元素製剤を必ず投与する．

➡ モニタリングする

- 栄養素摂取量は，食事計画実施 3 日以内にモニタリングして調整を繰り返す．エネルギー摂取量が必要量の 50% 未満である状態が 1 週間持続すると，少なくとも 5,000 kcal 程度の不足状態に陥る．直ちに TPN（total parenteral nutrition）によるエネルギーの補充を行い，1 週間ごとに体重を測定して効果を確認する．

問題点 ②制限下での栄養補給

- 心不全の急性期には水分制限のため，投与可能なエネルギー，アミノ酸が少ない．
- 病態の安定後も，マイルドな水分制限が継続する．

解決法

➡ 水分制限を遵守しつつ，他の栄養素については充足すべき量を投与する

- 循環動態が安定せず静脈栄養が持続する場合，水分・ナトリウム・カリウムなどの制限を PPN で継続すると 50 kcal 程度のエネルギー量しか投与されず，

表2　1.5kcal/mL 以上の経腸栄養剤の例（#は RTH あり）

製品名		会社名	最小サービングサイズ(mL/本)	エネルギー密度(kcal/mL)	100kcal あたり たんぱく質(g)	糖質(g)	脂質(g)	ナトリウム(mg)	カリウム(mg)	水分(mL)
ペプタメン®	AF	ネスレ日本	200	1.5	6.3	8.8	4.4	80	155	52
	スタンダード#		200	1.5	3.5	12.5	4	110	100	51
レナジー®	U#	クリニコ	200	1.5	3.25	15.2	2.8	115	78	51
CZHi	1.5#	クリニコ	200	1.5	5	14.7	2.2	90	150	50
メイバランス®	1.5#	明治	200	1.5	4	14.5	2.8	110	100	51.2
	HP1.5#		200	1.5	6	14.1	2.5	110	100	50.9
	mini コーヒー		125	1.6	3.75	14.6	2.8	55	60	47
リカバリー®	mini	ニュートリー	125	1.6	4	12.3	3.75	118	90	46.5
リーナレン®	MP#	明治	125	1.6	3.5	15	2.8	60	30	46.8
	D#		125	1.6	3.5	14.9	2.8	99	60	46.9
テルミール®	2.0αストロベリー	テルモ	200	2	3.6	13	3.75	50	50	35
メイバランス®	2#	明治	200	2	3.4	15	3.3	80	80	34.8

　栄養状態を更に低下させる．水分500 mL，カリウム0 mEq/mL の制限下で，ハイカリック®RF 250 mL，モリプロン®F 200 mL，イントラリポス®20% 50 mL，ビタジェクト®1キット，エレジェクト®1シリンジで，エネルギー680 kcal，アミノ酸20 g，脂肪10 g，ナトリウム12.5 mEq，NPC/N 187.5 の投与が可能である．消化管に問題がなければ経腸的に投与することも考え，覚醒の程度により経鼻胃管か経口を選択し，いずれも制限すべき栄養素に合わせた栄養補助食品やRTH（ready to hung）を選択する（表2）．

➡経口摂取でマイルドな制限を可能にする
- 循環動態が安定し消化管に問題がなければ，喫食可能量を確認して栄養補助食品を含めて供食する．このとき，水分やカリウム，食塩などの制限の程度を確認し，モニタリングは喫食量から算出した栄養素摂取量で行う．

b 患者と家族，医療者がチームとなって栄養管理をする

問題点 ①長期間に体重減少が生じているが，「年齢のせい」という誤った認識がある
- 患者も家族も，高齢者は食事量が少なくてもよいという誤った認識を持っていることが多い．

Ⅲ　予防・管理

- 意図せずに体重減少がある場合，疲れやすくなり，活動量が減り，食欲がなくなり，食事摂取量が減少するという悪循環になる．

解決法

➡**体重維持が必要な理由を説明する**
- 体重減少は，特に高齢者では筋力の減少を伴い，栄養状態の悪化により抵抗力が低下して，予後不良の原因となる．全身状態の改善を図るためには，体重を維持もしくは増加させる栄養素量の確保が重要であることを，患者および患者の食事にかかわる家族に説明する．また，食事摂取が少ないにもかかわらず体重減少がない場合には浮腫の可能性があることを理解させ，継続的な体重測定を勧める．

➡**運動を含めた食生活指導を行う**
- 退院後は，病院食に準じた栄養素量を継続して摂取できるよう指導する．なお，活動量が入院中より増えるため，必要エネルギー量は増やして栄養素量を充足させるための食品構成（食品群別摂取量）を示して献立を立てられるようにする．食事からの摂取だけでは必要量に満たない場合は，栄養補助食品などの利用を勧める．
- 運動療法を理学療法士と連携し，買い物や散歩程度から始め，状態に合わせて強化する．徐々に活動度を上げて食事量を増やしていく．運動後のたんぱく質補給は筋肉の維持に重要といわれており，乳製品や栄養補助食品の摂取を勧める．

POINT

- 栄養療法は，病態に合わせて行われる必要があり，栄養素量の不足状態は最小限にするよう栄養ルートや食事・栄養剤を選択し，モニタリングを繰り返し，必要量の充足を図る．
- 栄養状態の改善には，患者と家族，かかわる医療者の知識と理解が必要である．

> ### Column
>
> 【NPC/N（非たんぱく質カロリー/窒素比）】
>   アミノ酸（窒素 1g）がたんぱく質に合成されるために必要なエネルギー量を表したもの．アミノ酸は，エネルギーが不足するとたんぱく質の合成よりもエネルギー源として使われる．静脈栄養では，術後 120，非侵襲時 150，腎不全 300〜500 とする．
>
> 【RTH（ready-to-hung）】
>   液体の経腸栄養剤の包装は，缶，紙パック，バッグなど多様であるが，バッグタイプを RTH という．バッグにフィーディングチューブを接続して吊り下げ，24 時間投与可能なクローズドシステムである．一方，缶や紙パックからイルリガートルに移して投与する場合の投与時間は，過度の細菌増殖を避けるため 1 回 8 時間以内とする．

文献

1) 厚生労働省．エネルギー．日本人の食事摂取基準 2015 年版，p.66-67，2015
2) Volpi E et al. The response of muscle protein anabolism to combined hyper-aminoacidemia and glucose-induced hyperinsulinemia is impaired in the elderly. J Clin Endocrinol Metab 2000; **85**: 4481-4490
3) Houston DK et al. Dietary protein intake is associated with lean mass change in older, community-dwelling adults: the Health, Aging, and Body Composition (Health ABC) Study. Am J Clin Nutr 2008; **87**: 150-155
4) 厚生労働省．たんぱく質．日本人の食事摂取基準 2015 年版，p.92，2015
5) Deutz NE et al. Protein intake and exercise for optimal muscle function with aging: Recommendations from the ESPEN Expert Group. Clin Nutr 2014; **33**: 929-936

Ⅲ 予防・管理

7 誤嚥性肺炎をどうやって予防する？

なぜ悩んでしまうのか？

- 嚥下機能低下の段階を見逃していることに気づいていない．
- 誤嚥性肺炎と心不全の合併が多く，入院の長期化や退院しても再入院する可能性が高い．
- 誤嚥性肺炎の危険因子は複雑で，かつ個人によっても異なり具体的に予防法を示すのが難しい．

ズバリ解決!!

- 外来に通院しているときから生活を見据えた診療をし，ADLや栄養状態を評価することで誤嚥性肺炎のハイリスクとなるADLの低下や低栄養の早期発見・早期対応をする．
- 要介護状態になったり認知機能が低下してきたりしたら歯科介入も勧め，口腔衛生と口腔機能の管理・食支援を励行する．
- 誤嚥性肺炎のリスクが高い高齢者に対してはADLの維持や栄養管理，口腔ケアが重要でリハビリテーションスタッフや在宅スタッフなど多職種による多角的かつ包括的管理を実施する．

▶ 要介護高齢者にとっての食事とは❓

　循環器疾患は多くの患者が抱える疾患であると同時に生命予後に直接影響するため，特に高齢化社会においては包括的な管理が必要とされる．好きなものを食べ続けたいと希望する患者は多いが，現実には最期まで好きなものを食べることは決して容易ではない．誤嚥性肺炎の診断で病院に入院する患者が多く，食べられないために退院が困難になる．せん妄，安静，入院の長期化により摂食嚥下障害やサルコペニアが進行し，介護度は上がり，自宅に戻ることが困難になることも少なくない．

老嚥とオーラルフレイル

　摂食嚥下障害に対応するためには，障害が顕在化する前に気づくこと，つまり早期発見・重症化の予防が重要である．口腔・咽頭領域の加齢に伴う機能低下はそれぞれ，オーラルフレイル，老嚥（presbyphagia）という名前で呼ばれる．これは嚥下障害の手前の段階で，常食を食べることができているものの，軽微な機能低下により，滑舌が悪くなったり，わずかなむせや食べこぼしがみられたり，噛めない食品が増加したりする．このような機能低下の徴候はあるものの嚥下障害にはいたっていない段階で気づき，リハビリテーションにつなげることが必要である．

 ## なぜ誤嚥性肺炎になるのか❓

　近年，人口の高齢化に伴い肺炎による死亡者数は増加し，その原因の多くが高齢者の誤嚥性肺炎である．この現状に対応するには，なぜ誤嚥性肺炎になるのかを理解する必要がある．食事中のむせ，すなわち誤嚥が誤嚥性肺炎を引き起こすというイメージが強いと思われるが，慢性的な誤嚥が誤嚥性肺炎を引き起こすとき，低栄養や活動量の低下が背景にある[1〜3]．

　誤嚥性肺炎で入院する要介護高齢者は皆一様に顕著なやせを呈している．誤嚥性肺炎で入院した患者の嚥下機能評価をするたびに，なぜここまでやせてしまうまで気づかれなかったのだろうと思う．実際，在宅で患者をみると，低栄養を呈していることや，食べられていないことに気づかれていない患者は非常に多く，介入の重要性を感じる．ただし，介入で改善する患者も多い一方で，改善しない患者も同じくらいいる．それは染みついた生活習慣は変わらないことや食事を困難にする生活環境因子が多いこと（表1），また終末期であるなど改善しない低栄養であることが多い．このような患者が肺炎で入院すると，入院が長期化し，介護度が上がり，帰る場所がなくなる．

　だからこそ，誤嚥性肺炎は防ぐべきだといわれる．しかし実際には，誤嚥性肺炎は予防を目的に介入する段階と罹患することがやむを得ない段階がある．後者ではアドバンス・ケア・プランニングが必須であり，また入院しても短期間で退院できるようにしておくこと，すなわち病院・在宅チームの協力が必要である（表2）．

Ⅲ 予防・管理

表1 高齢者の代表的な低栄養の要因

低栄養の原因であると同時に食事を困難にする背景でもある.
1. 社会的要因
    独居, 介護力不足・ネグレクト, 孤独感, 貧困
2. 精神的心理的要因
    認知機能障害, うつ, 誤嚥・窒息の恐怖
3. 加齢の関与
    嗅覚・味覚障害, 食欲低下
4. 疾病要因
    臓器不全, 炎症・悪性腫瘍, 疼痛, 義歯など口腔内の問題,
    薬物副作用, 咀嚼・嚥下障害, 日常生活動作障害, 消化管の問題(下痢・便秘)
5. その他
    不適切な食形態の問題, 栄養に関する誤認識, 医療者の誤った指導

(葛谷雅文. 低栄養. 新老年医学, 第3版, および 大内 尉, 秋山弘子 (編). 低栄養, 東京大学出版会, p.579-590, 2010 を参考に作成)

表2 誤嚥性肺炎発症にかかわる要素

侵襲性のリスク因子
- 口腔内細菌の増加
- 口腔機能の低下
- 嚥下機能の低下
- 胃食道逆流
- 便通不良
- 不適切な食形態
- 不適切な姿勢
- 向精神薬
- 制酸薬
- 抗コリン薬

抵抗力のリスク因子
- 口腔乾燥
- 口腔不衛生
- 食べない・喋らない
- 咽頭・気道粘膜の感受性低下
- 気道粘膜の繊毛機能低下
- 低栄養
- 加齢
- サルコペニア
- 悪液質

(前田圭介. 日本医事新報 2018; 4907: 33-38 を参考に作成)

誤嚥性肺炎の要因

　入院中は誤嚥が容易に発熱につながるため, 誤嚥を防ぐことのプライオリティは高い. しかし, 誤嚥＝発熱ではないことも事実である[4].
　そのため, 全身状態の評価をし, 慢性的に存在する誤嚥が肺炎を引き起こさな

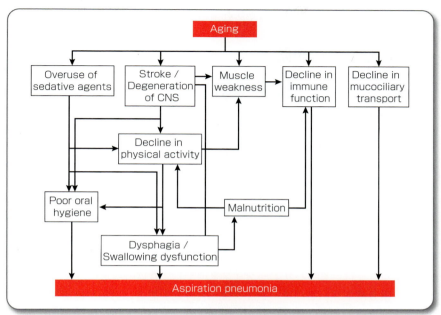

図1　誤嚥性肺炎の要因
(Komiya K et al. Aging Dis 2014; 6: 27-37 を参考に作成)

いようにフォローすることが求められる．すなわち，誤嚥が肺炎を引き起こすまでのものにする因子の制御が重要であり，嚥下訓練をして誤嚥を防ぐだけでは肺炎を防ぐことはできない（図1，表2）．

　図1に示すように，誤嚥と肺炎の関係は誤嚥が肺炎に直結するのではなく，多因子が複雑に影響し，侵襲と抵抗のバランスが崩れたときに発症する．

　侵襲とは誤嚥の量や質・頻度を指す．特に重要なのは誤嚥物の質で，口腔内が汚い場合には誤嚥する唾液の質も病原性が高い．事実，口腔内常在菌の嫌気性菌が誤嚥性肺炎の原因になることが多い．

　抵抗因子には免疫機能，喀出能力，活動量がある．誤嚥したものは咳により喀出されるか，線毛運動により排出される．線毛運動は，乾燥と寒さで低下するため脱水を防ぐことは肺炎を防ぐためにも必要となる．また，歩行可能か寝たきりかでも発熱のリスクは異なる[2]．外来に歩いて来ることができる患者より，病院や家で寝たきりの患者のほうが同じ量を誤嚥しても発熱のリスクが高い．離床時間

Ⅲ 予防・管理

や歩行の可否，座位保持可能時間や活動量の評価も必要となる．

 誤嚥性肺炎の予防

　誤嚥性肺炎を予防するためには，①フレイルの段階で気づき，歩いて動いて食べられる活動量・食欲を維持すること，②口腔衛生状態を良好に保ち，かつ機能的な口腔内の状態を維持すること，③食べられているか？の視点を常に持ち，低栄養を防ぐこと，④生活をみること（食事を困難にする環境因子（表1）の把握と対応），⑤嚥下訓練，⑥可能な範囲での原疾患のコントロールがあげられる．

　日常の生活のなかでは食べられていないことに気づかれないことが多いため，在宅でも外来でも低栄養の予防に努めることが重要である．食欲の有無，他科からの処方内容の確認，食事量と食事に要する時間の変化，体重や栄養状態の変化をフォローする．そのなかで歯科治療は重要な位置を占める．「噛める」口腔機能を維持することは，食のバリエーションを増やし，食欲の増進につながる．

　また，摂食嚥下リハビリテーションは，慢性期の患者においては廃用に対する機能回復か，廃用のない部分に対する機能維持が目標となる．機能維持のためのリハビリテーションとして，われわれは，開口訓練や頭部挙上訓練，舌運動のリハビリテーション，呼吸リハビリテーションとして呼吸訓練器具を利用したりシルベスター法などの上肢のストレッチなどを実施している（図2）．

POINT

- 誤嚥性肺炎は発症を防ぐことを目的とする段階と発症を防ぐことが困難な段階があり，対応法も異なる．
- 誤嚥性肺炎を予防するためには，活動量・食欲を維持する，機能的かつ衛生的な口腔内の状態を維持する，低栄養を防ぐ，食事を困難にする環境因子の把握と対応，嚥下訓練が必要で，多職種連携，病診連携が重要である．
- 肺炎の発症がやむを得ない場合には，特に病院・在宅チームの協力が必要である．

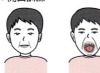
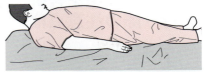
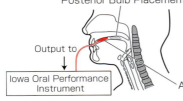

図2　リハビリテーションの実際
(c：Robbins J et al. Arch Phys Med Rehabil 2007; 88: 150-158 を参考に作成)

文献

1) Ishida T et al. Clinical characteristics of pneumonia in bedridden patients receiving home care: a 3-year prospective observational study. J Infect Chemother 2015; **21**: 587-591
2) Yokobayashi K et al. Prospective cohort study of fever incidence and risk in elderly persons living at home. BMJ Open 2014; **4** (7): e004998
3) 福山　一ほか．在宅介護寝たきり肺炎の臨床的検討．日呼吸会誌 2010; **48**: 906-911
4) 若杉葉子ほか．嚥下内視鏡検査における誤嚥の有無と体内の炎症反応についての検討．日摂食嚥下リハ会誌 2015; **19**: 11-16

Ⅲ 予防・管理

8 末梢動脈疾患を合併する高齢者にフットケアを行う際の注意点は？

なぜ悩んでしまうのか？

- 糖尿病，腎機能障害などの併存疾患が多く，重症化しやすい．
- 転倒，打撲などの外傷や，爪切りの失敗，白癬菌などを契機に，急に潰瘍や壊死が出現することがある．
- フレイルのため間欠性跛行がわかりにくい．また，症状なく重症化することも多い．
- 創部に気づきにくく，外用薬の誤用などの処置によって悪化させることが多い．

ズバリ解決!!

- 全身の心血管疾患の合併について評価治療を行う．
- 潰瘍や壊疽のパンフレットを提示して説明する．
- 正しい処置方法を医療者が実践し，家族といっしょに見て覚えてもらう．
- 現在の視覚を把握し，矯正メガネや拡大ルーペを提案する．
- 足の状態変化があれば，早急に受診してもらう．

▶ 加齢とともに動脈硬化疾患は増加する

　中高年一般住民の下肢閉塞性動脈硬化症の有病率はおよそ1〜3％とされている．年齢とともに有病率は上昇し，60歳前後で急増するとされている[1]（図1）．安静時ABI（ankle-brachial index）0.90以下を末梢動脈疾患と定義した場合，無症候性PAD患者は有症候性PAD患者の3〜4倍存在すると推察される．つまり，下肢症状の訴えがないからといって，末梢動脈疾患がないとは限らないといえる．特に65歳以上の患者では定期的にABIの測定をし，末梢動脈疾患発症を見逃さないようにすることが重要である．また，末梢動脈疾患を有する患者は，心血管合併症の発症も多い．一般住民を対象とした久山町研究では，心血管疾患を有さない約

8. 末梢動脈疾患を合併する高齢者にフットケアを行う際の注意点は？

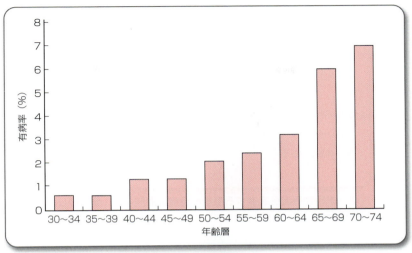

図1 間欠性跛行の加重平均有病率（TASC II）

3,000名を7年追跡したところ，正常ABIの人に比較し，ABI 0.9以下の人では，冠動脈疾患の発症リスクが4倍高かった[2]．末梢動脈疾患は全身の心血管疾患の部分症と捉えて，循環器系全体の評価を行うことが必要である．

▶ 重症虚血肢への進展

　重症虚血肢とは慢性虚血による安静時疼痛または潰瘍・壊疽を伴う肢の病態を指す．TASC IIによると，加齢は末梢動脈疾患を有する患者が重症虚血肢へと進展するリスクとされている[1]（図2）．また，重症虚血肢の約半数は，間欠性跛行を経ずに無症状から重症虚血肢へと進展し，跛行の既往があっても大半は5年未満に重症虚血肢に進展するという報告がある[3]（図3）．急に傷が出現する可能性を，患者本人とできれば家族にも説明し，普段から足の観察が重要であることを十分に説明しておく必要がある．

III 予防・管理

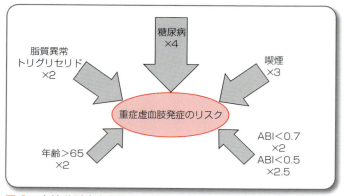

図2 末梢動脈疾患を有する患者の重症虚血肢(CLI)発症のリスク(TASC II)

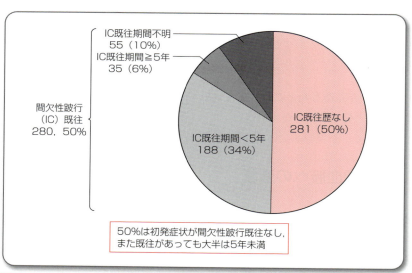

図3 間欠性跛行の既往のない,重症虚血肢発症率

▶ 高齢者へのフットケアの注意点

ⓐ 車椅子を使用している場合

高齢の患者の場合,もともとのADLが悪く車椅子の症例も多い.車椅子を操作

する家族もまた高齢のことも多く，移動の際のトラブルから壊疽が出現することもある(症例1，図4)．

ⓑ 足白癬・爪白癬に対する治療

高齢者の足白癬・爪白癬は頻度の高い疾患である．その治療には専門医の診察が必要である．受診を自己中断する高齢者も多く，白癬菌から潰瘍化あるいは蜂窩織炎までいたることもある．また，下肢動脈疾患の合併が見逃され重症化することもあり，皮膚科と連携して診療にあたることが必要である(症例2，図5)．

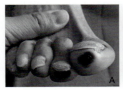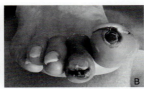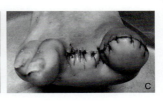

図4　症例1
A：車椅子で移動中，左第1，2趾をぶつけ，皮下出血(血豆)を形成した．
B：下肢動脈疾患を合併していたため，壊死へと増悪した．
C：血行再建治療後に足趾切断術を施行して治癒した．

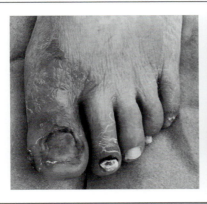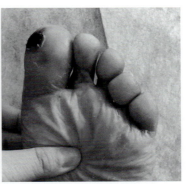

図5　症例2
左第1，2趾の爪白癬を指摘されていたが，定期受診していなかった．末梢動脈疾患の合併について未検査のまま漫然と外用剤を塗布しており，当科受診時には爪下に感染を伴う潰瘍を形成していた(左第1趾は抜爪後)．

Ⅲ 予防・管理

ⓒ 外用薬の誤用

　処方された外用薬の誤用による創傷発生もある．乾燥部位のために処方される保湿剤を，趾間にまで使用し，白癬菌による潰瘍を起こすことがある．湿度の高い日本においては，趾間への保湿剤の使用は感染を併発することがある．外用薬の処方時には，どの部位に使用するのかを明確に説明する必要がある．できれば初回は医療者が実践し，見て覚えてもらう（症例3，図6）．

ⓓ 創部を見逃さない

　創傷および虚血は疼痛をもたらすが，自己処置のために悪化してしまうこともある．冷感改善のために電気コタツなどを使用して熱傷形成したり，疼痛改善のために市販の貼付剤を使用して潰瘍形成したりすることもある．数日間連続使用できる製品もあり，創の発見が遅れることもある．また高齢者の場合，視力低下から創部発生に気がつかないこともある．見えないことで無関心となりがちであるため，矯正メガネや拡大ルーペの使用なども提案する（症例4，図7）．

ⓔ 褥瘡をつくらせない

　創傷発生とともにADLが低下し，二次的に他所に褥瘡を発生させることがある．末梢動脈疾患の創傷は大多数が足趾であるが，下肢痛によって歩行ができな

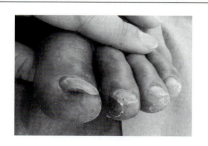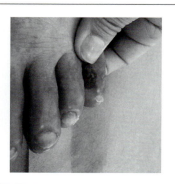

図6　症例3
　下腿および踵の保湿用に処方されていたワセリンを，趾間にも大量に使用していた．左第1，2，5趾に潰瘍を伴う白癬症を発症した．

150

8. 末梢動脈疾患を合併する高齢者にフットケアを行う際の注意点は？

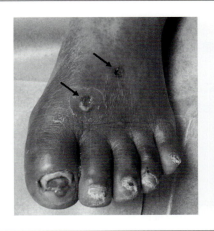
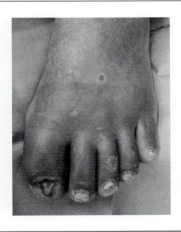

図7 症例4
　左第1趾の潰瘍による足趾痛に対して，市販の磁気治療器を使用していた．当科受診時には，貼付部に潰瘍を形成していた（左写真の矢印）．本人は視力低下のため，第1趾の潰瘍はみえていなかった．下肢虚血解除後，洗浄にて潰瘍は改善した（右写真）．

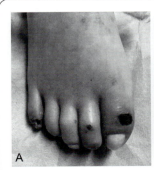
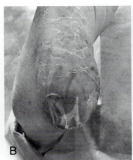
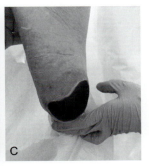

図8 症例5
A, B：初診時．足趾に壊疽を認めるものの，踵は潰瘍であった．
C：足趾痛から ADL が低下し，ほぼ寝たきりとなった．臥床時間が増加し，踵への圧負荷が増加し壊死となった．

くなることで臥床時間が増え，結果的に踵や外顆に褥瘡を発生させ壊死となることがある（症例5，図8）．

III 予防・管理

POINT
- 高齢者のフットケアにあっては，患者および家族にその必要性を理解してもらうことが重要である．
- 正しい処置方法が実践できていることを確認する．
- 皮膚科や眼科とも連携しながら，全身疾患の部分症としてフットケアにあたる．

文献

1) Norgren L et al; TASC II Working Group. Inter-Society Consensus for the Management of Peripheral Arterial Disease (TASC II). J Vasc Surg 2007; **45** (Suppl S): S5-S67
2) Kojima I et al. A low ankle brachial index is associated with an increased risk of cardiovascular disease: the Hisayama study. J Atheroscler Thromb 2014; **21**: 966-973
3) Takahara M et al; SPINACH study investigators. Absence of Preceding Intermittent Claudication and its Associated Clinical Freatures in Patients with Critical Limb Ischemia. J Atheroscler Thromb 2015; **22**: 718-725

フレイル高齢者に対する薬剤管理の工夫とは？

なぜ悩んでしまうのか？

- 腎機能，肝機能低下により，服用薬剤および服用量の調節が難しい．
- 多剤併用になりがちで，副作用，相互作用の管理が難しい．
- オーラルフレイルの問題，口腔乾燥，嚥下機能低下で服用薬の選択が難しい．
- 認知機能低下などで，アドヒアランスを向上させるのが難しい．
- 在宅療養，通院困難な患者が増え，残薬管理が難しい．

ズバリ解決!!

- 高齢者の安全な薬物療法ガイドライン，「特に慎重な投与を要する薬物のリスト」などで高齢者への至適な薬物療法を実践する．
- 安全性，有効性を考慮したポリファーマシーの解消を実践する．
- 嚥下機能，口腔乾燥を悪化させる薬を避け，改善させる薬を考慮する．
- 認知機能に影響を及ぼす医薬品の影響を考える．
- 薬剤師を中心とした多職種との連携で患者の服薬管理を行う．

▶ 治療にあたって考えるべきことは❓

　フレイルに特徴的な悪循環（筋肉低下による運動機能低下，痛み→引き込もり→社会的な孤立→栄養低下→筋肉低下）を断ち切ることが，健康と介護の間にあるフレイル高齢者に対して重要であり，薬物療法と併行して栄養管理，嚥下管理，社会参加へのケアが必要となる．その際には医療，介護の多種専門職との連携が欠かせない．薬物療法に関しては薬剤師に細やかな薬剤管理を依頼し報告を求めることで，服用状況の改善，副作用，残薬リスクの低減につながる．

153

III 予防・管理

▶ 高齢者の薬物有害事象の増大→ガイドラインの活用へ

　高齢者の薬物有害事象は75歳以上の入院患者では15％以上にもみられる[1]．
　高齢者では体内総水分量の低下による薬物分布容積の低下，血清アルブミン濃度低下による基づくたんぱく結合の飽和での遊離型薬物濃度の増加，体内脂肪率の上昇による脂溶性薬物の体内蓄積，薬物腎クリアランス低下，肝臓薬物代謝酵素の活性低下により，薬物血中濃度の上昇が起こりやすい．更に多剤併用による相互作用の影響のリスクがある．また，消化管運動の低下により効果発現時間の遅延と作用持続時間の延長があるため[2]，常用量の1/3から1/2から開始し，丁寧なモニタリングが必要となる．日本老年医学会が作成した高齢者の安全な薬物療法ガイドライン2015の「高齢者に対して特に慎重な投与を要する薬物リスト」，「開始を考慮するべき薬物のリスト」では，薬物有害事象のハイリスク群である75歳以上の高齢者および，その年齢未満であってもフレイルあるいは要介護状態の高齢者の1ヵ月以上の投与となる慢性期を対象としたものである[3]．

問題点
- リストは高齢者の個別性も考慮した推奨になっているのだろうか？
- 非専門領域の場合，リストの活用が難しい

解決法
➡ 使用フローチャートを利用する
- 実際の処方については図1の「特に慎重な投与を要する薬物のリスト」の使用フローチャートを利用し，慎重に投与することが望ましい．投与中止の際は急な中断で症状の悪化を防ぐために，患者の状態を見ながら徐々に減量するなどが必要になる．

▶ 多剤併用の管理（ポリファーマシーの解消）

　多剤併用は薬物有害事象のリスク，薬物相互作用の発現の要素となるだけでなく，服用患者の負担にもなり，飲み間違いや飲み忘れなどによる残薬増加，そして医療費増加の原因にもなる．

問題点
- 患者の訴える症状に対して処方をしていたら，次第に剤数が増えてしまった．

9. フレイル高齢者に対する薬剤管理の工夫とは？

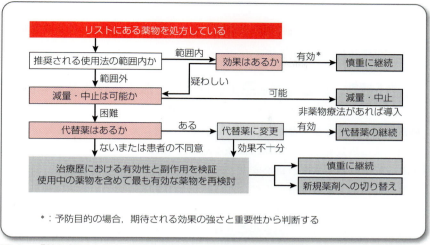

図1 「特に慎重な投与を要する薬物のリスト」の使用フローチャート
（日本老年医学会，日本医療研究開発機構研究費・高齢者の薬物治療の安全性に関する研究研究班（編），高齢者の安全な薬物療法ガイドライン2015，メジカルビュー社，p.23，2015[5]より許諾を得て転載）

- ただ減らせばよいというものではない．減薬の方法がみえにくい．

解決法

➡ その症状はすでに処方されている薬剤の副作用によるものかどうかを見る必要がある．疑わしい場合には，投与量や薬剤変更の見直しも考えられる．

➡ 多剤併用の回避のためには患者ごとに処方薬の優先順位をつける．

➡ 服用できていない薬剤がある実態を把握するために，薬剤師を活用し服用状況とその目的となる症状の改善などについて，また服用できない理由についての聞き取りを依頼（あるいは薬剤師からの報告を）参考にして処方の再構築を考慮する．

➡ 服用の負担を低減するために一包化や合剤，口腔崩壊錠などを活用する．

- 減薬そのものは目的ではない．重要性からの優先順位と合わせて減薬の基準（例　臨床的に害＞益である，減らしても原疾患が悪化しない，症状が出にくい，患者の希望）を持ち，かつ患者へ減薬の根拠と有用性を納得していただくようなコミュニケーションが重要になる．

- 薬剤師がお薬相談室で患者の処方において転倒の原因となりうる薬剤をチェックし，ポリファーマシー外来と連携をとることで転倒の減少と患者満足を高

155

Ⅲ　予防・管理

めた取り組みの報告や[4]，入院患者に対して薬剤師が既往歴や腎機能の確認により同効薬の併用，副作用の被偽薬，などの基準で主治医へ減薬提案を行っている施設もある[5]．

▶ 嚥下機能，口腔乾燥を悪化させる薬，改善させる薬を考慮する

嚥下機能の低下をみたときには，フレイルと同時に薬剤性を疑う必要がある．

薬剤による摂食嚥下障害の原因は様々あり，中枢神経系の抑制による嚥下反射低下として，抗精神病薬，抗不安薬，抗うつ薬，抗てんかん薬がある．抗ヒスタミン薬，抗コリン薬の唾液減少による口腔乾燥，筋弛緩薬による嚥関連筋の筋力低下，抗悪性腫瘍薬による味覚障害や，非ステロイド抗炎症薬（NSAIDs）などの消化管潰瘍などによっても引き起こされる．逆に嚥下機能を改善させる薬剤として，嚥下・咳嗽反射の誘発として咽頭におけるサブスタンスPの濃度が重要であるとされており，サブスタンスPの分解酵素阻害作用があるACE阻害薬，脳内ドパミンの放出を促進し嚥下反射を改善させるアマンタジン，シロスタゾール，サブスタンスPの濃度を高める半夏厚朴湯がある[6]．

また口腔乾燥につながる薬剤については抗コリン作用を持つ薬剤全般にあり，多剤併用によってより強く出るので注意が必要である．

問題点
- 嚥下機能を悪化させる薬剤を避けることができればよいが，機能改善についての医薬品を積極的に活用するべきであろうか．
- 嚥下機能の低下と食欲の低下の関係はあるか．また薬剤で食欲に影響を与えるものはあるか．

解決法
- 嚥下機能を改善させる薬は，嚥下治療を行うにあたり第一選択にはならないが，嚥下訓練や食支援を行ったうえでの使用，あるいは終末期で他の支援がない場合に，副作用が許容できる範囲での使用を試みる[6]．その際に，嚥下訓練を行う専門職と日常の介護者への説明を行うように注意したい．
- 食欲に影響を与える薬剤のなかで高齢者処方されやすいものとして，ジギタリス製剤とテオフィリン製剤（血中濃度上昇による），メマンチン，プレガバリン（めまいや傾眠による），睡眠導入薬（代謝低下による作用延長）などがある[7]．

- 逆に食欲低下に対して改善を考えられる薬剤として，六君子湯，シプロヘプタジン（抗コリン作用に注意），レボドパ製剤，アマンタジン，コリンエステラーゼ阻害薬などがある[7]．
- 多くがダイレクトに食欲を上げるというよりは，その作用効果に付随して食欲にも改善が期待されるという認識で考慮する．

▶ 認知機能に影響を及ぼす医薬品の影響を考える

高齢者の薬物有害事象は薬剤起因性老年症候群と呼ばれる．

そのうち，記憶障害とせん妄，抑うつが認知障害にかかわる症候である[8]．

「高齢者の安全な薬物療法ガイドライン」において「とくに慎重な投与を要する薬物のリスト」に詳細があるが，同リストは日本老年医学会のホームページにも掲載されている．

フレイルと認知障害の双方にかかわる薬物として，ベンゾジアゼピン系睡眠薬・抗不安薬（中枢神経抑制による認知機能低下）と抗コリン系薬物があげられる[8]．

問題点
- 高齢者の処方において，認知機能低下のリスク軽減のための工夫はあるか．

解決法
- ガイドラインでは高齢者の多剤併用（ポリファーマシー）においては抗コリン作用を持つ薬剤の併用が多く，以下のように考慮する．
- 抗コリン作用を持つ薬物は抗精神病薬，三環系抗うつ薬，パーキンソン治療薬，第一世代抗ヒスタミン薬，ヒスタミン H_2 受容体拮抗薬，糖尿病治療薬などであり，認知機能障害と関連するため減量または中止を検討する（エビデンスの質：中，推奨度：強）．
- 向精神薬（抗不安薬，抗精神病薬，睡眠薬，抗うつ薬）は抗コリンと同様，認知機能障害と関連する可能性がある（エビデンスの質：低，推奨度：弱）．
- 特に，ベンゾジアゼピン系睡眠薬・抗不安薬オキシブチニンは，せん妄・認知機能低下・認知症発症に関連することが強く示されている（エビデンスの質：高，推奨度：強）[3]．

Ⅲ 予防・管理

▶ 薬剤師を中心とした多職種との連携で患者の服薬管理を行う

　フレイル高齢者の服薬管理は，重要かつ複雑であり，薬剤師をはじめとする多職種で情報共有をしながら行うことがキーとなる．患者にかかわるそれぞれの職種が持つ「情報」を出し合うことで患者像と問題が立体的にみえてくる．薬剤師は薬剤の有害事象の可能性や発現のモニタリング，適正使用のための服薬管理方法についての情報を共有し，薬剤の有害事象の予防，早期発見と対応，代替処方の提案にかかわる役割を担う．

問題点
- 患者のアドヒアランスを上げるための服薬管理方法はあるか．
- 高齢者施設での服薬管理上の問題は？
- 薬剤師はじめ多職種で行う具体的な服薬管理の方法は何か？

解決法
➡処方内容（剤数，剤形）の工夫
- ポリファーマシーの解消：薬剤そのものと相互作用による有害事象に目を向ける．
- 合剤の活用
- 口腔崩壊錠の活用：口腔崩壊錠はかつて「崩壊性」と「錠剤の硬度」というトレードオフの問題があったが，近年は製剤技術の向上に伴い，優れた崩壊性と硬度を確保し，かつ不快な味覚や匂いの改善を志向した製品が市場に増えてきた．
- 高い識別性の製剤：高齢者の処方において一包化で調剤することは多い．監査が容易で調剤過誤を予防するためにも，錠剤の印字が両面にある製剤も増えている．

➡管理方法の工夫
- 服用時，回数の簡素化の提案：服用回数，服用時が複雑であると，飲み忘れも増える．その患者の生活や，介護者（ヘルパーなど）が介助できる時間に合わせた指示が必要になる．
- お薬カレンダー・BOX の活用：壁かけ式のカレンダーに薬剤師などが服用すべき薬剤を一包ずつセットしておき，カレンダーに合わせて患者が服用する．これで残薬や飲み忘れがわかりやすくなるが，認知機能が低下すると，患者

単独ではうまく活用できなくなることも多い．
- お薬お知らせシステムやロボットの活用：ロボットは服用時に音楽や音声で知らせて服用分のみを差し出すシステムである．まだ十分普及しているとはいえないが，AIを活用した新しい有効なシステムが開発される可能性は高い．

➡患者本人のアドヒアランス（服薬意識）の向上
- コミュニケーション頻度を上げる：フレイルの悪循環サイクル「身体機能低下」→「孤独・閉じ込もり」→「うつ・認知症」を断ち切るには，医療従事者は患者にかかわる機会を増やし，訪問や，歩ける患者には出かけてもらうかかわりが求められる．薬局も「健康サポート薬局」制度が発足した．地域の生活者向けにフレイルの予防の為の運動や食事などの情報を発信しながら，かかりつけ薬剤師として，一人一人の患者に目を向け，薬や諸々の相談を受け，受診勧奨や主治医へ服薬状況報告を行っている．患者とのコミュニケーション頻度を上げることは，アドヒアランス向上と副作用の早期発見へつながる．
- 高齢者施設での服薬管理上の問題と，多職種で行う服薬管理：高齢者施設では「自分の処方薬の名前をまったくわからない」，「飲み方がまったくわからない」入居者も多く，「改善がないままに漫然と長期処方」，「嚥下困難を理由に徐放剤をつぶす」「副作用の発現を放置されている」ケースも散見される．薬剤師が高齢者施設を訪問し，薬剤の使用状況と患者QOLの把握，残薬確認をすることで薬学的考察による医師への処方提案が行える．そのためには施設長はじめ，事務職員，看護師，介護福祉士，管理栄養士，ヘルパーなどとの連携が欠かせない．入居者の生活やOTC，健康食品の使用状況の把握も重要である．

図2は筆者の薬局の在宅訪問管理指導のなかでの薬剤師の手順である．処方1

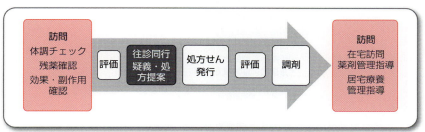

図2 薬剤師の在宅薬剤管理業務業の手順例（1クール3回訪問）
（武田・井手口，2016）

III 予防・管理

クールで患者を3回訪問しており，この繰り返しで患者も自分の薬剤への関心が高まり，問題も軽減された．

POINT

- 高齢者の安全な薬物療法ガイドライン，「特に慎重な投与を要する薬物のリスト」の把握とフローチャートの活用によって，処方カスケードやポリファーマシーを予防する．特に抗コリン作用のある薬剤，ベンゾジアゼピン系睡眠薬，不安薬には注意が必要．
- 特に認知，嚥下などに影響のある薬剤の把握と，逆に改善効果がある薬剤の考慮をする．
- アドヒアランスを向上するため，コミュニケーションの頻度を上げ，口腔崩壊錠やゼリー剤などの剤形選択，一包化などの調剤方法，服薬カレンダーやロボットなど管理方法の工夫を薬剤師に依頼するなど，様々な職種との連携がキーとなる．

Column

【薬物動態からみた対処法（表1）】

薬物動態の加齢変化の結果，高齢者では半減期（$t_{1/2}$）の延長や最大血中濃度（Cmax）の増大が起こりやすく，総じて薬効が強く出ることが問題となる場合が多く，処方量を調節する必要がある．少量投与，できれば成人常用量の1/2〜1/3から開始し，徐々に増量する[3]．

表1 薬物動態からみた対処法

最大血中濃度の増加→投与量を減らす
半減期の延長→投与間隔を延長する
臓器機能（腎・肝）の測定
血中濃度の測定
・少量から開始する ・長期的には減量も考慮

（日本老年医学会，日本医療研究開発機構研究費・高齢者の薬物治療の安全性に関する研究研究班（編），高齢者の安全な薬物療法ガイドライン2015，メジカルビュー社，p.14，2015より許諾を得て転載）

9. フレイル高齢者に対する薬剤管理の工夫とは？

文献

1) 鳥羽研二ほか．薬剤期陰性疾患．日老医誌 1999; **36**: 181-185
2) 吉見　陽，山田清文．高齢者で注意すべきハイリスク薬の薬剤管理指導．月間薬事 2011; **53** (4): 63-68
3) 日本老年医学会，日本医療研究開発機構研究費・高齢者の薬物治療の安全性に関する研究研究班（編）．高齢者の安全な薬物療法ガイドライン 2015，メジカルビュー社，2015
4) 菊地大輝ほか．滝沢中央病院におけるお薬相談室とポリファーマシー外来の連携による転倒予防の取り組み．日本転倒予防学会 2018; **4** (3): 35-40
5) 馬場安里ほか．病棟専任薬剤師による入院患者のポリファーマシーに対する薬剤中止提案の実態調査．日本病院薬剤師会
6) 深津ひかり．嚥下機能を低下，改善させる薬剤．月間薬事 2017; **59** (9): 43
7) 野原幹司．食欲を低下・改善させる薬剤．月間薬事 2017; **59** (9): 37
8) 秋下雅弘．薬物によるフレイルと認知障害を防ぐ．老年精神医学雑誌 2018; **29**（増-Ⅰ）: 123-128

Ⅳ. 診療・介護ケア

Ⅳ 診療・介護ケア

足のむくみを訴える高齢者が受診したら……

なぜ悩んでしまうのか？

- 足のむくみは様々な疾患が原因となって表れる症状である．
- 高齢者では自覚症状がはっきりせずに，重篤な疾患が潜んでいる場合も少なくなく，原因疾患の確定に難渋することが多い．
- 高齢者は，身体的にも社会的にも個体差が著しい．したがって，治療目標は画一的とはならず，個々の患者によって多種多様となる．

ズバリ解決!!

- 身体所見の把握（むくみの身体分布や圧痕の有無など）と問診によって原因疾患を絞り込み，スクリーニング検査と組み合わせることで鑑別を進めていく．
- 心不全など重篤な疾患を基礎疾患として疑った際には，入院加療を考慮し高度医療機関へ速やかに紹介する．
- 高齢者の抱える特有の問題点を踏まえると，標準治療からの逸脱もやむを得ない場合が多々ある．したがって，高齢者の置かれた環境に即したテーラーメイド医療を考慮する．

　足のむくみを訴えて外来受診する高齢者は多い．一方，むくみの原因は様々であり，治療に緊急性を要する疾患もあるため，その鑑別は重要である．本項では，むくみの病態生理と鑑別方法について述べる．最後に，原疾患としての心不全治療について，高齢者特有の注意点を述べる．

▶ むくみの病態生理

　むくみとは，組織液あるいはリンパ液由来の水分が，細胞間隙に生理的な代償能力を超えて過剰に貯留した状態をいう．生体の局所における水分の移動を規定

表1 浮腫の分類

病態	分布	pit recovery time	原疾患
静水圧上昇	全身性	slow	心不全 / 腎不全 / 薬剤性 / 静脈閉塞
	局所性		静脈閉塞
膠質浸透圧低下 (低アルブミン血症)	全身性	fast	肝硬変 / 低栄養 / ネフローゼ症候群 / たんぱく量出性胃腸症 / 悪性腫瘍 / 感染症
血管透過性亢進	全身性 または 局所性	slow	血管炎 / 炎症 / アレルギー / 血管性浮腫 / 熱傷
間質の浸透圧上昇 または リンパ管閉塞	全身性	non-pitting（注）	甲状腺機能低下症 / 悪性リンパ腫
	局所性		悪性腫瘍リンパ節転移 / リンパ郭清術後

（注）初期は pitting

する因子は，Starlingの法則に基づいた毛細血管における血管静水圧–組織間質静水圧の圧較差と血管内外の膠質浸透圧の圧較差の総和と，毛細血管の透過性であることが明らかとされている．これらはいずれも血管系の水移動に関する機構であるが，これに加えてリンパ系も細胞間隙からの水分吸収に関与するため，健常者にむくみが出現することはない．一方，なんらかの要因によりこれらの水移動に関するシステムが破綻した場合には，むくみが出現することになる．したがって，むくみの原因は，①毛細血管静水圧の上昇（循環動態），②血漿膠質浸透圧の低下（栄養・代謝），③血管透過性の亢進（炎症・アレルギー），④間質膠質浸透圧の上昇やリンパ管閉塞に大別される（表1）．

▶ むくみの鑑別はどうする❓

むくみの鑑別は圧痕の有無や身体分布の様子といった身体所見と問診に，一般的な血液検査などを組み合わせて実施する．更に得られた所見を踏まえて適切な

Ⅳ 診療・介護ケア

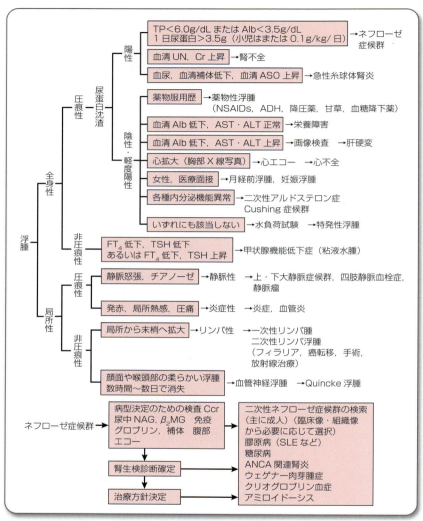

図1 浮腫の鑑別　身体所見・検査所見から
（日本臨床検査医学会ガイドライン作成委員会（編）．臨床検査のガイドライン JSLM2018，日本臨床検査医学会，p.133，2018 より許諾を得て転載）

検査を追加することで鑑別診断が可能となる（図1）．以下に，むくみの局在（両側・片側）や圧痕の有無・種類（pitting or non-pitting/slow or fast）による鑑別について述べる．

ⓐ むくみの局在

　一般に，片側の下肢にむくみが認められた場合は，むくみのある局所の疾患が想定される．したがって，色調や熱感，疼痛の有無など疾患特異的な所見を確認する．一方，両側下肢のむくみの場合は，臓器障害など全身疾患の部分症状と考える．したがって，既往歴や服薬歴の確認ならびに臓器特異的な所見を確認する．

ⓑ 圧痕の有無を調べる

1）圧痕の分類

　圧痕が残るもの（pitting edema）では，回復時間の長さ（pit recovery time）によって fast edema と slow edema に分類される．10秒間5mmの深さで圧排し，回復までの時間が40秒未満であれば fast edema とし，40秒以上であれば slow edema と分類する[1]．

ⓒ 圧痕の有無と身体分布から大別する

1）圧痕が残るもの（slow or fast edema）

　slow edema は，①毛細血管静水圧の上昇と②血管透過性の亢進が原因となる．
①毛細血管静水圧の上昇
　・全身性；心不全・肺水腫，腎不全，薬剤性浮腫，特発性浮腫，静脈弁不全
　・局所性；静脈血栓塞栓症
②血管透過性の亢進（両下肢浮腫では可能性が低い）：血管炎，アレルギー，炎症など

　fast edema は一般に低アルブミン血症（2.5g/dL以下）に伴う浮腫とされている．全身性のむくみであり，鑑別疾患としては①アルブミンの産生低下となる肝硬変や経口摂取不良などの低栄養，②アルブミンの排泄増加となるネフローゼ症候群やたんぱく漏出性胃腸症，③アルブミンの消費亢進となる悪性腫瘍や感染症などがあげられる．ただし，3ヵ月以上と長期間持続しているむくみでは，間質の線維化に伴い pitting edema は slow となる．すなわち pit recovery time による鑑別は困難となるため問診による経過の確認が重要である．光沢を帯びた皮膚所見となる．

　圧痕が残らないもの（non-pitting edema）は間質膠質浸透圧の上昇やリンパ管閉塞である．全身性のむくみであれば甲状腺機能低下症による粘液浮腫（結合組織内のムコ多糖体蓄積）を疑う．一方，局所性であれば，リンパ節郭清術後や悪性腫瘍

Ⅳ 診療・介護ケア

のリンパ節転移などによるリンパ浮腫を疑う.

▶ 高齢者心不全の治療における注意点

　日本心不全学会は2016年10月に「高齢者心不全患者の治療に関するステートメント」を公表している．高齢心不全患者は今後も増加することが予想されており，その対応は医療・介護を含め大きな社会的問題である．本項では，ステートメントやガイドラインを踏まえて，高齢心不全患者の治療における特有の注意点をいくつかのキーワードとして列挙する．

ⓐ ポリファーマシー

　高齢心不全患者は様々な併存症により，ポリファーマシーが蔓延しており，患者の生活環境や認知機能低下なども相まって長期的な薬物療法の遂行がしばしば困難である．また，服薬錠数が多いこと自体も高齢者には不利益となる[2]．更に，ポリファーマシーとフレイル・サルコペニアとの関連性も報告されている[3,4]．したがって，患者自身の管理能力に限界があることを前提として，多職種からなるチームによる減薬の検討も含めた介入が重要となる．すなわち，かかりつけ医のみならず地域かかりつけ薬局の薬剤師や，循環器専門医・看護師・理学療法士・栄養士・ケースワーカーなどの綿密な連携の構築が必要となる．

ⓑ 心臓リハビリテーション

　足がむくむことで活動意欲が低下することも多いが，高齢者は，わずか数日の安静臥床であっても筋力が低下する．したがって，高齢者心不全入院患者には，関節拘縮予防も含めたリハビリテーション療法を可及的速やかに開始し，ADLの回復・維持に努めるべきである．心大血管リハビリテーションは薬物療法や侵襲的治療と併行して実施されるべき多職種による治療介入手段である．高齢者に特徴的な効果には，認知機能の改善とバランス機能の改善が示されている．高齢者は個体差が大きく，リハビリテーション実施中の事故が生じやすいことを踏まえ，個別のリハビリテーション処方や慎重な監視が必要であることを留意すべきである．

ⓒ HFpEF

　高齢者では左室駆出率の保持された心不全 (heart failure with preserved ejection

fraction：HFpEF）が半数に達している．一方，HFpEF を対象としたいくつかの臨床研究においては，従来の左室駆出率の低下した心不全（heart failure with reduced ejection fraction：HFrEF）を対象とした臨床研究と一致した薬物療法の結果が得られていない．HFpEF に対する薬物療法法の確立が望まれる．

d テーラーメイド医療

「心不全診療ガイドライン」では，ジギタリスやピモベンダンといった強心薬は心不全治療に推奨されていない．一方，強心薬は，心不全に伴う倦怠感や易疲労感の改善効果が認められている．高齢患者では，生命予後延長を目的とした薬物療法より QOL の改善を優先するべき場合が少なくない．したがって，時には標準医療を逸脱した，高齢患者の置かれた環境に即したテーラーメイドな医療を考慮する必要がある．

POINT

- いかなる主訴であっても診療の基本は病態生理に基づき，病歴と身体所見を詳細に把握することから始まる．
- 高齢者心不全治療は，患者の身体的・精神的状態や社会的環境を踏まえたテーラーメイド医療の実践が求められている．

文献

1) Henry JA et al. Assessment of hypoproteinaemic oedema: a simple physical sign. Br Med J 1978; **1**: 890-891
2) Kojima T et al. Polypharmacy as a risk for fall occurrence in geriatric outpatients. Geriatr Gerontol Int 2012; **12**: 425-430
3) Saum KU et al. Is Polypharmacy Associated with Frailty in Older People? Results From the ESTHER Cohort Study. J Am Geriatr Soc 2017; **65**: e27-e32
4) König M et al. Polypharmacy as a Risk Factor for Clinically Relevant Sarcopenia: Results From the Berlin Aging Study II. J Gerontol A Biol Sci Med Sci 2017; **73**: 117-122
5) 急性・慢性心不全診療ガイドライン（2017 年改訂版）www.j-circ.or.jp/guideline/pdf/JCS2017_tsutsui_h.pdf（2019 年 3 月閲覧）
6) 日本心不全学会ガイドライン委員会（編）．高齢者心不全患者の治療に関するステートメント　http://www.asas.or.jp/jhfs/pdf/Statement_HeartFailurel.pdf（2019 年 3 月閲覧）
7) 日本臨床検査医学会ガイドライン作成委員会（編）．臨床検査のガイドライン JSLM2018, 日本臨床検査医学会，2018

Ⅳ 診療・介護ケア

2 維持血液透析中の高齢者に対する循環器内科医の役割は？

なぜ悩んでしまうのか？

- 透析中に血圧低下することがある一方で，非透析日には著明な高血圧を認めることもあり，降圧薬の調整が難しい．
- 腎機能低下のために内服薬の選択や心血管疾患のスクリーニング検査が限定される．
- 血管石灰化が強いためにカテーテル検査や内科的・外科的治療の際に血管合併症のリスクが高い．
- 電解質異常により不整脈を合併しやすいが，薬物管理が難しい．
- 心不全を起こしやすいが，透析目標体重（dry weight：DW）の管理が重要で，内服薬の調整では予防できない．

ズバリ解決!!

- CKDでは高齢，男性，高血圧などの古典的な危険因子にカルシウム・リン代謝異常，貧血，栄養障害など非古典的動脈硬化促進因子が加わっている．更にCKD-mineral and bone disorder（CKD-MBD）が関係し加齢とリン負荷による血管石灰化を伴っている．
- 加齢に加えて塩分過多による体液量過剰，貧血，内シャントの過大血流，高血糖，低アルブミン血症などの心不全の増悪因子，すなわち併存症が多い．
- 透析導入時の冠動脈スクリーニングが重要で，RAS阻害薬，スタチンの使用，貧血の治療が重要である．

▶ 高齢透析患者に対する循環器内科での注意すべき点

　一般の高齢者に比しCKDにより動脈硬化が亢進しており，またCKD-MBDの概念より冠動脈の石灰化，大動脈弁の石灰化が亢進している．体液量と併存症により心不全が増強されていることに留意すべきである．また透析中に低血圧を起

こしやすいことも重要である.

高齢透析患者の心血管疾患

　2014年のデータでは，透析患者の年齢層は女性80～85歳，男性75～80歳で最も多く超高齢化している．また透析患者の死因は心不全（26.3％），感染症（20.9％），悪性腫瘍（9.0％）の順に多いが，脳心血管系合併症による死亡は4割以上を占める．透析患者の心血管疾患が増加する機序として，古典的危険因子の合併が多いことに加え非古典的動脈硬化促進因子（酸化ストレス，炎症，貧血，一酸化窒素の低下，カルシウム・リン代謝異常など）の存在が推定されている（表1）[1]．高齢透析患者では冠動脈疾患，大動脈弁狭窄症，血管の石灰化，心房細動，心不全の合併が多い．

それぞれの問題点と，その解決法

ⓐ 冠動脈疾患

問題点
- 高齢透析患者の冠動脈疾患の特徴は，無症候性または症候が非特異的であることである．
- 透析導入時にすでに高度冠動脈疾患が無症候性に合併している可能性がある．

解決法
➡ 血液透析導入時に冠動脈のスクリーニングをする必要がある．
- 最近，冠動脈CTが行われているが，石灰化スコアが400を超えると負荷試験やカテーテル検査など他モダリティでの検査を勧められている．
➡ エリスロポエチン（ESA）製剤，RAS阻害薬，スタチンの使用
- 最近，Jokiらはこの20年間で血液透析導入時の冠動脈病変は7割から2～3割に減少していると報告している．その理由はESA製剤，RAS阻害薬，スタチンの使用の増加によるとしている[2]．透析患者ではSTの上昇のない心筋梗塞，Type 2の心筋梗塞が増加している．これには年齢，貧血，心不全が関係している．
- 透析患者の冠動脈疾患予防のためにはLDL-Cを低下させることが有効であるが，低栄養には注意する．SHARP試験により，スタチン＋エゼチミブでLDL-Cを更に低下させることで，透析患者および非透析患者CKD患者の心

171

Ⅳ 診療・介護ケア

表1 CKDにおける心血管合併症の古典的・非古典的危険因子

古典的危険因子	非古典的危険因子
・高齢 ・男性 ・高血圧 ・LDLコレステロール高値 ・HDLコレステロール低値 ・糖尿病 ・喫煙 ・運動不足 ・閉経 ・CVDの家族歴 ・左室肥大	・アルブミン尿 ・ホモシステイン ・Lp(a), Apo(a)アイソフォーム ・レムナントリポたんぱく ・貧血 ・カルシウム・リン代謝異常 ・細胞外液過剰 ・電解質バランス異常 ・酸化ストレス ・炎症(CRP) ・栄養障害 ・血栓促進因子 ・睡眠障害 ・一酸化窒素(NO)/エンドセリンバランス異常

(Sarnak MJ et al. Circulation 2003; 108: 2154-2169 [1] を参考に作成)

血管イベントを抑制することが示された．

ⓑ 大動脈弁狭窄症（AS）[3]

問題点 透析患者のASは非常に進行が早い．また石灰化の進行も極めて早い

- 透析患者の心臓弁膜症は，全身に生じた異所性血管石灰化の部分症候として捉える．上行大動脈の石灰化も進行して弁輪から大動脈壁への石灰化が高度になると，弁置換術が困難になって手術リスクも増悪する．

解決法

- 透析患者では心臓超音波検査で最高血流速度が4.0m/秒以上，あるいは弁口面積0.6cm² 以下であれば，早期の弁置換術を考慮する．

ⓒ 血管石灰化

問題点 透析患者ではリンの排泄障害を基礎に，加齢による血管石灰化が進行し心血管イベントを引き起こす機序も推定されている

- 腎臓は，生体のミネラル調節システムのなかで重要な役割を果たしている．その機能が低下するCKDで生ずるミネラル代謝異常は，骨や副甲状腺の異常のみならず，血管の石灰化などを介して，生命予後に大きな影響を与えることが認識され，CKD-mineral and bone disorder：CKD-MBD（慢性腎臓病に伴う骨・ミネラル代謝異常）という新しい概念が提唱されてきた．透析患者ではリンの排泄障害を基礎に，加齢による血管石灰化が進行し心血管イベント

を引き起こす機序も推定されている．

解決法
➡ 血管石灰化が強い症例ではリン吸着薬としてカルシウム非含有リン吸着薬を使用する．
- 保存期 CKD においてもカルシウム非含有リン吸着薬のほうがカルシウム含有リン吸着薬より，死亡，血管石灰化進行の抑制効果を有する可能性がある[4]．

ⓓ 致死性不整脈と心房細動[3]

問題点 ①透析患者の突然死が増加している
- 透析患者の心突然死や致死性心室不整脈の発症頻度は 5〜7％ であり，一般人の 25〜70 倍である．これは循環血液量の増加，交感神経の賦活化，透析前高カリウム血症，透析後低カリウム血症が関連している可能性が高い．

問題点 ②高齢透析患者に AF が多い
- 心房細動（atrial fibrillation：AF）と心房粗動（atrial flutter：AFL）は頻脈によるうっ血性心不全の原因となる．透析導入患者の約 12％ に AF が合併する反面，導入時に正常洞調律であった患者の 12％ が 2 年以内に AF になる．
- AF 合併の透析患者では正常洞調律に比較して虚血性脳卒中や死亡率が極めて高い．AF は加齢や透析期間が長くなるに従って合併症が増加し，70 歳以上の血液透析患者では 30％ 以上に合併する．

解決法
- β 遮断薬と RA 系阻害薬は心停止後の予後改善効果がみられる．植込み型除細動器（ICD）は致死性心室性不整脈合併患者の改善効果を有する．しかし，正常腎機能患者に比較して透析患者を含むステージ 4〜5 の CKD 患者では ICD 治療後の死亡リスクは約 40 倍と高い．
- β 遮断薬（カルベジロールなど）や非ジヒドロピリジン系カルシウム拮抗薬（ジルチアゼム，ベラパミル）によるレートコントロールを原則とする．心房細動に対する安易なワルファリン治療は行わないことが望ましいが，ワルファリン治療が有益と判断した場合には PT-INR＜2.0 に維持する．

ⓔ 心不全[3]

問題点 ①高齢透析患者に心不全が多い
- 慢性透析患者における死因の第 1 位は心不全であり，死因全体の約 25％ を占

173

Ⅳ 診療・介護ケア

めている．透析導入時における心機能正常者は16%に過ぎず，透析患者は容易に体液過剰になるため，透析導入時に30%近くの患者でうっ血性心不全を合併する．また，透析導入時に心不全のない患者においても年間7%が新規に発症し，心不全合併の透析患者の5年生存率は12.5%と悪い．

- 透析患者では前述のごとく冠動脈疾患，弁膜症，頻脈性不整脈が多いが，そのほかに高血圧性心疾患，代謝性心疾患，心膜炎などの多彩な心疾患を合併する．更に，①加齢，②塩分過多による体液量過剰，③貧血，④内シャントの過大血流，⑤高血糖，⑥低アルブミン血症などが心不全の増悪因子，すなわち併存症（co-morbidity）となる[5]．

問題点 ②貧血，鉄欠乏は心不全を悪化させる

- 高齢透析患者では，狭心症や心筋梗塞，弁膜症などの心疾患の既往を有する患者も多く，心機能の低下した患者にとって腎性貧血の是正は重要な課題である．

- The vicious circle involved in Cardio-renal anemia（CRA）syndromeに加えて最近CRAIDS（cardiorenal-anaemia-iron-deficiency syndrome）といわれている．心不全患者の約7割にiron deficiency（ID），anemia，CKDのいずれか．貧血，CKD，IDが増えるに従って生存率は低下．IDが心不全患者の予後を決める鍵である[6]．鉄欠乏は慢性心不全の患者に多く，その重症度と関連している．慢性心不全の患者で鉄欠乏は死亡と関連している．

解決法

- 体液量とco-morbidityの管理が透析患者の心不全予防には重要である．
- 透析患者の目標Hbは10～12g/dL，血清フェリチン値50ng/mL未満で鉄補充療法を行う．

f 透析低血圧

問題点 透析低血圧は予後を悪化させる

- 透析低血圧は予後を悪化させる．高齢透析患者のQOLの高い長期生存を可能にするには，透析低血圧を起こさない，栄養障害を起こさないという2つのポイントが重要である[7]．

解決法

➡ 透析低血圧の対策は**表2**[7]にまとめられている．
- 注意すべき点は透析量は患者の予後を左右する重要な因子として認識されて

表2　透析低血圧の対策

透析処方
- 時間あたりの除水速度，透析効率を落とす
- 生態適合性のよいフイアライザーを使う
  （PMMA，EVAL，VItE コーテイング PS，PAN）
- オンライン HDF，間欠補液 IDF を行う
- 酢酸フリー透析液を使用する

その他
- ドライウエイトの適正化
- 昇圧薬は安易に使用しない．
- ブラッドアクセスを検討

（政金生人．医学のあゆみ 2014; 250: 1190-1194 [7] を参考に作成）

いる．Kt/V（標準化透析量）は体重で標準化された透析量ではあるが，一般的に女性や体格の小さな患者は Kt/V が高めに出るため，Kt/V だけで透析量を考えると透析不測になることが指摘されている．また HD 群に比べ HF，および HDF 群において透析中低血圧が減少することが報告されている．

POINT

- 高齢透析患者は CKD，CKD-MBD，併存症と多くの心血管病のリスクを持っている．
- 血管石灰化は高齢透析患者の重要な問題であり，血管石灰化の強い症例ではカルシウム含有リン吸着薬は控えるべきである．
- 貧血，鉄欠乏は心不全を増悪するので，管理が必要である．

文献

1) Sarnak MJ et al. Kidney disease as a risk factor for development of cardiovascular disease. Circulation 2003; **108**: 2154-2169
2) Iwasaki M et al. Declining prevalence of coronary artery disease in incident dialysis patients over the past two decades. J Atheroscler Thromb 2014; **21**: 593-604
3) 血液透析患者における心血管合併症の評価と治療に関するガイドライン．透析会誌 2011; **44**: 337-425
4) 日本腎臓学会（編）．エビデンスに基づく CKD 診療ガイドライン 2018．東京医学社，2018
5) 原田和昌．高齢透析患者の心血管合併症とその対策．臨床透析 2015; **31**: 1233-1239
6) Klip IT et al. The additive burden of iron deficiency in the cardiorenal- anaemia axis: scope of a problem and its consequences. Eur J of Heart Failure 2014; **16**: 655-662
7) 政金生人．高齢透析患者に対する透析処方のこつ．医学のあゆみ 2014; **250**: 1190-1194

Ⅳ 診療・介護ケア

3 入院中のうつ・せん妄はどうすれば予防できるか？

なぜ悩んでしまうのか？

- 目の前の患者が示す症状がうつやせん妄といってよいのかわからない．
- 重症度の評価が難しい．
- 発症を未然に防ぐことや重症化阻止のやり方がわからない．
- 高齢者のうつやせん妄へのケアが難しい．

ズバリ解決!!

- うつやせん妄ではどのような症状が出るかを知っておくことで，気づきを早くすることができ，早期対応が可能になる．
- うつ病は，抑うつ気分や悲観的な訴えだけではない．診断基準に沿って判断する．
- 重症度は適切な評価尺度を使って判断する．多職種での情報共有が重要である．
- 発症・重症化予防にはケアが重要な位置を占める．多職種でかかわる回診チームの構築が望ましい．

▶ うつ病とうつ状態

「うつ病」は，抑うつ気分に加えて様々な症状の複合体として診断される疾患であって，身体的な不調も重要な要素である（表1)[1]．うつ状態は曖昧に使われることが多いが，診断基準のなかのいくつかの症状を示すものの，うつ病の基準にはあてはまらない状態を指すことが多い．本項ではうつ病，うつ状態をまとめて「うつ」と表現することにする．

うつは脳卒中，心疾患などの循環器疾患ではしばしば合併し，双方向性のリスクである．心筋梗塞発症後には高率にうつを合併する．冠動脈疾患全体での検討でもうつ発症のハイリスクであることが報告されている．逆にうつは，心疾患発

表1　DSM-5　大うつ病性障害の診断基準

A. 以下の症状のうち5つ（またはそれ以上）が同じ2週間の間に存在し，病前の機能からの変化を起こしている：これらの症状のうち少なくともひとつは，抑うつ気分　興味または喜びの喪失である．
　1. 抑うつ気分
　2. 興味・喜びの著しい減退（患者の言明，または他者の観察によって示される）
　3. 著しい体重減少，あるいは体重増加（たとえば，1ヵ月で体重の5%以上の変化），または食欲の減退または増加
　4. 不眠または睡眠過多
　5. 精神運動性の焦燥または制止
　6. 易疲労性，または気力の減退
　7. 無価値観，罪責感（妄想的であることもある）
　8. 思考力や集中力の減退，または，決断困難
　9. 死についての反復思考
B. 症状は臨床的に著しい苦痛または，社会的，職業的，または他の重要な領域における機能の障害を引き起こしている．
C. 症状は，物質（例：乱用薬物，投薬）の直接的な生理学的作用，または一般身体疾患（例：甲状腺機能低下症）によるものではない．
D. 症状は死別反応ではうまく説明されない．すなわち，愛するものを失った後，症状が2ヵ月を越えて続くか，または，著明な機能不全，無価値観への病的なとらわれ，自殺念慮，精神病性の症状，精神運動制止があることで特徴づけられる．
E. 躁病エピソードまたは軽躁病エピソードは存在したことはない

（日本精神神経学会（日本語版用語監修），髙橋三郎，大野 裕（監訳）．DSM-5 精神疾患の診断・統計マニュアル，医学書院，p.160-161, 2014 より許諾を得て転載）

症のハイリスクである[2]．脳血管障害とうつもまた双方向性のリスクであることが知られている[2]．

▶ うつの評価はどう行う❓：区別したい重要な精神症状

　うつの有無や重症度を評価する方法は，他者評価尺度と自己評価尺度の2種類がある．他者評価尺度には，HAMD（Hamilton rating scale for Depression），MADRS（Montgomery Asberg depression rating scale）などがあるが，トレーニングを受けたスタッフによる検査が必要である．自己評価尺度にはSDS（Self-Rating Depression Scale），GDS（Geriatric Depression Scale）などがある．内容は粗いが比較的容易に施行できるので，急性期病院では取り入れやすい．高齢患者では15の質問項目によるGDS15が繁用されている．「はい」と「いいえ」のみで答える形式で，5点以上が「うつ傾向あり」とされ，11点以上で「うつ状態」と判断される．

　うつとの違いを注意しなければならない精神症状がある．それがアパシー（意欲低下，自発性低下）である．うつは自分を責めたり，将来を悲観するなどの気分・

IV 診療・介護ケア

表2 うつ状態とアパシーの違い

	うつ状態	アパシー
基盤にある病態	機能性，心因，環境因子	器質性，慢性脳障害，全身衰弱
症状	悲哀感，喜びの喪失，精神運動抑制，焦燥感	意欲低下，無関心
認知症との関連	合併することはあるが，典型的症状を示さないことが多い	認知症・フレイルに伴う精神症状のひとつである
評価法	GDS，CES-D など	GDS，CES-D など
治療法	抗うつ剤，急性期は精神的安静	脳賦活剤，作業療法などの非薬物的アプローチ

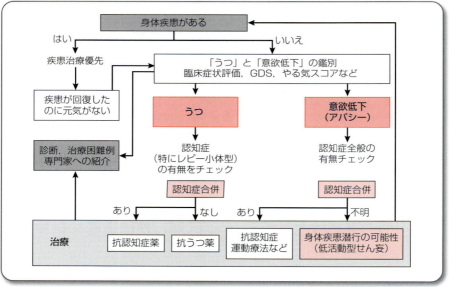

図1 うつとアパシー（意欲低下）鑑別フローチャート：「元気のない高齢者」が来たら

情動の異常が観察されるが，アパシーは自分のことも周りのことにも無関心で何もしようとしない点で区別される[3]．アパシーは認知症に随伴することが多く，うつと間違えられやすいが治療方法が異なっており，鑑別の配慮が求められる（表2）．

臨床現場において，元気のない高齢者への対応を求められた際は，うつやアパシー，せん妄への配慮が求められる．鑑別と対応についての考え方を図にまとめた（図1）．

▶ 入院患者のうつへの対応

　身体疾患で入院した患者の精神状態が「うつ病」レベルにまでなり，それがアパシーとの鑑別ができた場合のケア，薬物療法について簡単に解説する．

ⓐ 薬物療法

　抗コリン作用，鎮静作用が比較的少ない選択的セロトニン再取り込み阻害薬（SSRI），セロトニン・ノルアドレナリン再取り込み阻害薬（SNRI）が第一選択薬となる．不眠，焦燥が強い症例では少量の抗不安薬，睡眠導入薬を併用する．ただし，腎機能，肝機能などの身体状態や加齢の影響を考慮して慎重に投与する．効果が不十分である場合は，すぐに専門医に依頼することが望ましい．

ⓑ 非薬物療法・ケア

　患者の訴えを時間をかけて傾聴する．睡眠が十分とれているか，自殺念慮を抱いていないかについて注意を払う．入院患者のうつは身体愁訴の増大という形をとることが多く，個人の心理，置かれた環境，体験の歴史的要素が反映されている．不定愁訴として軽く扱うのではなく，十分な配慮をしていると伝えていくことが大切である．

▶ せん妄の病態とは？

　せん妄は幻視や易刺激性（些細なことで怒ったり泣いたりする），睡眠覚醒リズムの障害を認め症状が変動することを特徴とする．広い意味での意識障害にあたり，入院患者，高齢者では高頻度に発現する．せん妄は単一の原因というよりも，様々な要因が重なり合って生じることが多い．発生要因は，準備因子，誘発因子，直接因子の3段階に整理されている（図2）[4]．

　準備因子は，もともと脳や身体の脆弱性を引き起こす要因がある場合で，80歳以上の高齢者，アルコール依存，認知症も含まれる．誘発因子は発症に強く影響する因子であり，遷延化の原因となる因子である．疼痛，便秘，脱水などで身体不調，聴覚障害，視力障害などの感覚鈍麻，うつなどの精神的な変調があること，環境がうるさ過ぎる，明る過ぎるなど不快であること，不眠になっていることな

Ⅳ 診療・介護ケア

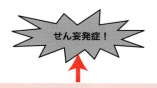

図2　せん妄の原因は多層性
（一瀬邦弘．せん妄，すぐに見つけて！すぐに対応！，一瀬邦弘，太田喜久子，堀川直史（監修），照林社，p.8-12，2002[4]）を参考に作成）

どである．これらは対応によって軽減できる部分が大きい．直接因子は，せん妄を起こすきっかけとなる状態である．高齢者では身体疾患罹患（脳血管障害や低血糖など），薬剤過量投与や多剤併用がせん妄発症につながることがある．

認知症とせん妄の最も大きな違いは，発症が急激であり，数日単位で変化することである．そして，反応が鈍い状態から激しい興奮状態まで，症状が激しく変動する（表1）．認知症BPSDの出現に比して，原因がはっきりしていることが多く，身体状態の変化や薬物の影響との時間的関連が認められることが多い．ただし，認知症のなかでも最近注目されているレビー小体型認知症では，症状の変動が激しく，幻視のように，せん妄と紛らわしい症状を示すことが多いので，鑑別が難しい．

▶ せん妄の評価はどう行う？

せん妄の評価法としては，Delirium Rating Scale（DRS）が一般的によく用いられる．日本語版DRS-J[5]は看護研究などでよく用いられるが，用語が比較的難しく，

臨床の現場では少し使いづらいところがある．Confusion Assessment Method（CAM）[6] はせん妄リスク研究などによく用いられる．NEECHAM 日本語版[7] は平易な用語で作成されており，ケアの現場で使いやすい．患者の行動，表情を観察し，患者に認知機能検査のような負担をかけずに評価できる．

▶ せん妄の薬物療法・ケアと予防の実践

せん妄への対応の基本は原因の究明とその除去し，薬物療法・ケアにより，睡眠・覚醒の日内リズムを回復させることである．

ⓐ 薬物療法

せん妄は，発症すると管理が極めて難しく，薬物療法が必要となる状況も多い．内服が不可能な状況もしばしば遭遇する．日本総合病院精神医学会より多動・興奮などの過活動症状を示すせん妄例での薬物療法指針が出されているので参考にする[8]．低活動症状の場合は，脳血流改善剤などで意欲改善を図りつつ，運動療法，音楽療法などを積極的に行い，日中の覚醒度を上げるようにする．身体面での調整も重要である．水分，電解質バランス，排泄などであるが，特に重要なのは疼痛緩和と睡眠覚醒リズムのコントロールである．

せん妄にしばしば投与されているベンゾジアゼピン系薬剤は催眠作用が強く，効き目が早い．しかし，筋弛緩作用があり，記憶障害が起こることがある．更に，せん妄発症の閾値を下げてしまうこともあり，高齢者では使用に慎重であることが求められる．

ⓑ 非薬物療法・ケア

環境面では時間や場所の認知を遮断するような状況を変えていくことが望まれる．昼と夜の区別のつかない病室や騒音で何も聞き取れない環境は好ましくない．せん妄患者は意識障害による認知機能低下をきたしており，周囲の状況を把握することが難しくなっている．コミュニケーションの工夫が必要で，頻繁な声かけを行い，ゆっくりと大きな声で，一度にひとつのことだけを伝えることを心がける．家族への心理的援助も重要である．せん妄は突然激しい精神症状を呈することがあり，家族は不安を強く感じる．せん妄の原因や治療により改善しうることを伝えることで安心させる必要がある．家族の面会の頻度を増やすことが患者の

Ⅳ 診療・介護ケア

表3 せん妄の予防とケア

1. せん妄の原因となる身体因子の調整
    水分，電解質バランス，血圧，排泄，睡眠覚醒リズム，疼痛
2. 環境調整
    感覚遮断状態の是正，慣れ親しんだものを周りに置く
3. コミュニケーションの工夫
    頻繁な声かけ，ゆっくりと大きな声で，一度にひとつのこと
    現在の状態と治療について，言葉あるいは絵などで説明
    （理解していないようでも，案外効果がある）
4. 家族への援助
    家族の不安への対処，今起こっていることについての説明

精神的安定への効果を期待できる（表3）．

うつとせん妄に対する予防：認知症回診チーム

入院患者のうつ，せん妄，およびここでは詳述していないが，認知症精神症状・行動異常（BPSD）の対応には，早期発見と重症化予防が重要である．しかし，病棟に専門的なトレーニングを積んだスタッフや医師が常にいるというわけにはいかないのが現実であり，医療機関全体としての取り組みが求められる．そのひとつとして，多職種協働による認知症対応チームの構築がある．平成28年度より「身体疾患のために入院した認知症患者に対する病棟における対応力とケアの質の向上を図るため，病棟での取組や多職種チームによる介入を評価する」として診療報酬が認められた．

国立長寿医療研究センター（当院）における，認知症対応チーム（認知症・せん妄サポートチーム，D2ST）について簡単に紹介する．D2STは認知症を専門とする神経内科医師，精神科医師，看護師，ソーシャルワーカー，薬剤師からなる多職種協働チームである．看護師は老人看護専門看護師，認知症看護認定看護師が配置されている．各病棟にはD2STと病棟スタッフの橋わたしをする担当看護師（リンクナース）がいる．

病棟内で対処困難な様々な精神症状を持つ患者が出現すると，リンクナースを通してD2ST看護メンバーへ患者の問題，身体状況などについての情報をつけた申請用紙が送られてくる．それをもとにメンバーのひとりが患者のもとに行き，問題点について整理する．多職種による回診は週1回行われ，問題点とそれへの対応について検討，アドバイスをする．多職種で検討するなかで，それまで気づ

3. 入院中のうつ・せん妄はどうすれば予防できるか？

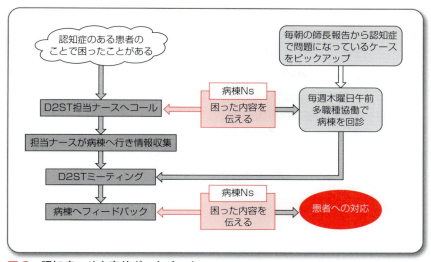

図3　認知症・せん妄サポートチーム
Dementia Delirium Support Team (D2ST) 回診の流れ.

かれていなかった新たな問題点がみつかることもある．検討結果は大声，ルート自己抜去など具体的な症状とその対応として，電子カルテ上に記載され，解決されるか退院するまでは毎週回診される（図3）[9]．当院では平成23年からチーム回診を実施している．これまでに依頼があった状態についてまとめた検討では，入院後に出現した落ち着きのなさや，せん妄を疑わせる状態，転倒転落リスク増大などが対応困難な状態であることが示されており，それに対してD2STは有効な手段であることが示唆されている．

183

Ⅳ 診療・介護ケア

POINT
- うつは脳卒中，心疾患などの循環器疾患ではしばしば合併し，双方向性のリスクである．
- うつとアパシー（意欲低下，自発性低下）の鑑別が重要である．
- せん妄への対応の基本は原因の究明とその除去し，薬物療法・ケアにより，睡眠・覚醒の日内リズムを回復させることである．
- 多職種協働による認知症対応チームはBPSDだけでなく，入院患者のうつやせん妄の対応として構築することが望ましい．

文献
1) 日本精神神経学会（監修）．DSM-5　精神疾患の診断・統計マニュアル，医学書院，p.160-P161，2014
2) 伊藤弘人．身体疾患に伴ううつ病の身体予後への影響．最新医学 2016; **71**: 1435-1440
3) Marin RS. Apahty: a neuropsychiatric syndrome. J Neuropsychiatry Clin Neurosci 1991; 3: 243-254
4) 一瀬邦弘．せん妄と痴呆はどう違う．せん妄，すぐに見つけて！すぐに対応！，一瀬邦弘，太田喜久子，堀川直史（監修），照林社，p.8-12，2002
5) Kato M et al. Japanese version of the Delirium Rating Scale, Revised-98 (DRS-R98-J): reliability and validity. Psychosomatics 2010; **51**: 425-431
6) Inouye SK et al. Clarifying confusion: the confusion assessment method: a new method for detection of delirium. Ann Intern Med 1990; **113**: 941-948
7) 綿貫成明ほか．日本語版NEECHAM混乱・錯乱スケールの開発およびせん妄のアセスメント．臨床看護研究の進歩 2001; **12**: 46-63
8) 日本総合病院精神医学会薬物療法検討委員会（編）．せん妄の治療指針―日本総合病院精神医学会治療指針Ⅰ，星和書店，2005
9) 鷲見幸彦．急性期病院における認知症対応チーム．神経治療学 2016; **33**: 435-438

4 嚥下機能低下や経口摂取困難なときの薬物療法は？

なぜ悩んでしまうのか？

- 外来で使用する治療薬のほとんどは内服するタイプであり，嚥下機能低下がある患者に対して処方しづらい．
- フレイル患者の治療に関する循環器疾患のエビデンスは少なく，嚥下障害を伴う高齢者に対して，ガイドラインに沿った治療・管理を行うことが妥当なのかわからない．
- 嚥下機能低下がある患者の多くは，循環器以外にも複数の併存疾患を持っていることが多く，各疾患に対する治療薬が増えることで，薬物有害事象などの問題が生じる可能性がある．

ズバリ解決!!

- 剤型の変更や，内服の工夫を行い，重要な薬剤が中止にならないようにする．
- 従来使用されているガイドラインをそのまま利用するのではなく，患者の状態に見合った治療・管理を行う．
- ポリファーマシーに伴う有害事象の予防のために，薬剤の必要性を再度評価し，できるだけシンプルな処方を行う．

近年の高齢化に伴い肺炎による死亡者数が増加し続けており，2011年に肺炎が日本人の死因の第3位になった．肺炎による死亡者のほとんどを75歳以上の後期高齢者が占めており，今後更なる高齢化に伴い，この傾向はより強くなると思われる．また，肺炎患者における誤嚥の関与は，80歳以上では90%以上に達するとの報告[1]もあり，嚥下機能低下への対策は，今後の大きな課題となっている．最近では，口腔内のトラブルから，嚥下機能の低下を経て様々な臓器障害を生じるオーラルフレイルという概念があり，対処が遅れることで心臓を含めた不可逆的な各種臓器障害へと進展することから，嚥下機能低下と循環器疾患には深い関連がある．

185

Ⅳ　診療・介護ケア

▶ 嚥下機能低下の原因

　嚥下機能低下の程度や原因は様々である（表1）．一般的に，加齢に伴い口腔機能の軽微な低下や，低栄養状態を経て，摂食嚥下障害にいたる．更に進行すると，嚥下のみの局所的な問題のみならず，身体的なフレイルを経て，全身性の臓器障害を呈するが，心不全患者の過半数がフレイルを合併しているという報告がある[2]．また，その他の嚥下機能低下を起こす病態としては，脳卒中やパーキンソン病といった錐体外路症状を呈する疾患，失認や失行を伴う認知症，抗精神病薬・抗不安薬・睡眠薬・抗コリン薬などの薬剤に伴うものが実臨床でよくみられる．嚥下機能低下をきたすような基礎疾患があるならば，その管理がしっかり行えているかを評価し，必要に応じて薬剤調整を行う必要がある．また，嚥下機能低下をきたすような薬剤を内服しているのであれば，継続が必要なのかを再検討し，可能であれば中止していく必要がある．

▶ 使用しやすい薬剤の剤型と処方の注意点

　自身や介護者の管理のしやすさを考えると，一般的には錠剤が好まれる．しかし，嚥下機能低下がある患者の場合，錠剤のサイズが10 mmを超えてくると，飲み込みにくさを自覚するようになる．まずは，錠剤のサイズが小さいものを選択することが重要である．その他，錠剤数を減らすため，積極的に合剤を使用すること，できるだけ内服回数や内服種類を少なくすることが重要である[3]．次にその他の剤型についてだが，一般的に，嚥下機能低下時に使用しやすいと思われているOD錠や散剤の使用にも注意が必要である．OD錠の注意点として，高齢者では唾液分泌が低下しているため，口腔内で溶けきれずに逆に飲みにくくなってしまうこと，口腔や咽頭内に溶けた薬剤が付着してしまい，自覚されないまま長期残存して，粘膜障害を生じることなどがある．また散剤については，サイズを考えなくてよいという点はメリットであるが，薬剤によっては薬剤の味が気になってしまうこと，薬剤が義歯や歯間についてしまい，うまく内服できないことなどがあげられる．

　その他剤型として，嚥下にまったく関係しないという点で，貼付剤は非常に使用しやすい．循環器の薬剤でいえば，ビソプロロールフマル酸塩と硝酸イソソル

表 1　加齢以外の嚥下機能障害をきたす病態

神経変性疾患	アルツハイマー型認知症 レビー小体型認知症 パーキンソン病 多系統萎縮症 大脳皮質基底核変性症 進行性核上性麻痺	
脳血管障害	脳出血 脳梗塞 脳血管性認知症	
神経筋疾患	筋萎縮性側索硬化症 重症筋無力症	
腫瘍	口腔腫瘍 咽頭腫瘍	
消化器疾患	逆流性食道炎	
薬剤性	覚醒レベルの低下をきたす	抗精神病薬，抗不安薬，睡眠薬，抗てんかん薬，抗痙攣薬
	口腔乾燥をきたす	抗精神病薬，抗コリン薬，抗うつ薬，抗ヒスタミン薬
	不随意運動をきたす	抗精神病薬，抗パーキンソン病薬

ビド徐放剤があげられる．特にビソプロロールフマル酸塩については，β遮断薬の欠かせない方も多いため，貼付剤への変更ができることは大変なメリットである．

内服の工夫のポイント

　一般的な内服方法のほかに，嚥下機能低下時の投与方法をいくつか紹介する．よく行われる方法として，粉砕した薬剤をお粥などに振りかける，市販の増粘剤を加えたトロミ水での内服を行うなどがあげられる．しかし，食事の味が悪くなることで経口摂取が進まなくなる，増粘剤の粘度調整が一定でないと，飲み込みづらさを感じることがある．そのような場合には，ゼリー状のオブラートを使用するほか，水オブラート法による内服も推奨される．

体調不良時の薬剤内服はどうする？

　心疾患・併存疾患のコントロール悪化に伴い，経口摂取ができなくなることもしばしば遭遇する．高齢者は症状の訴えが非典型的であること，見た目の印象と

Ⅳ　診療・介護ケア

実際の病状の深刻さに違いがあることから診療に難渋する．体調不良時に十分な経口摂取ができない場合は，可能な限りでの経口栄養剤を使用しつつ，バイタルサイン，身体所見，体重などを参考に，循環器薬であれば利尿薬や降圧薬の減量ないし中止を行うことが一般的と思われる．ただし，抗血栓薬やβ遮断薬の急激な中断については注意が必要である．抗血栓薬中止に伴う虚血性心疾患や塞栓症の発症は言うまでもないが，β遮断薬の突然の中止により，血圧の急上昇，虚血症状，不整脈出現などを生じることがある（リバウンド現象）．継続すべき重要薬剤の適切な選択と，減量が必要な薬剤に関しては緩徐な用量の調整が必要である．

▶ 嚥下機能低下患者の循環器疾患治療薬使用の考え方

　嚥下機能の低下は，低栄養やADLの低下が進行した高齢者に多いが，そのような患者を対象にした治療のエビデンスは少ない．嚥下機能低下をきたしている患者に対して，ガイドラインどおりの治療を行うことが必ずしも正しいとは限らない．高齢者の場合は，循環器疾患以外にも複数の併存疾患を有しており，それらの治療も行うことにより，結果的にポリファーマシーの状態になることが多い．代謝・排泄能の低下，認知機能低下に伴う服薬間違いなどを生じやすく，60歳未満と比較し1.5〜2倍の薬物有害事象（adverse drug events：ADE）を生じるという報告がある[4]．「高齢者高血圧診療ガイドライン2017」[5]でも，フレイルや認知症患者のうち，ADLの低下した症例では，降圧開始基準や管理目標は設定せずに個別に判断するように記載があり，他疾患の薬剤のことも考慮すると，やはり必要な薬剤を吟味し，できるだけシンプルな薬物療法を行うというのが重要ではないかと思われる．

▶ 嚥下機能を改善させる薬剤

　嚥下機能自体を改善させる可能性がある薬剤についても簡単に述べる．嚥下の神経機構は完全には解明されておらず，嚥下中枢である延髄を介した嚥下のパターン形成器によるプログラムされた運動以外にも，上位中枢からの調整を受けている．大脳基底核も嚥下への関与が示唆されており，基底核内の黒質線条体からのドパミン産生量が低下することで，嚥下メカニズムの知覚枝でのサブスタンスPの産生量・含有量が低下する．結果，嚥下反射や咳反射が低下することで嚥下機

能に障害が生じる．ドパミンの放出を促進する，もしくはサブスタンス P 濃度を高めることが，誤嚥を予防すると考えられ，今までに ACE 阻害薬やシロスタゾール，アマンタジンなどで改善効果が報告されている．「高齢者の安全な薬物療法ガイドライン 2015」では，脳血管障害や，肺炎の既往を有する誤嚥性肺炎ハイリスク患者の高血圧に対して ACE 阻害薬を使用することが強く推奨されている[6]．

POINT

- 嚥下機能低下患者でも使用しやすい治療薬の剤型ならびに内服の工夫について理解することが必要である．
- フレイルや ADL の低下した患者に対するエビデンスが乏しいことを理解し，ガイドラインだけではなく，患者の併存疾患や ADL などを加味した管理・治療を行う必要がある．

文献

1) Teramoto S et al. High incidence of aspiration pneumonia in community- and hospital-acquired pneumonia in hospitalized patients: a multicenter, prospective study in Japan. J Am Geriatr Soc 2008; **56**: 577-579
2) Rodriguez-Pascual C et al. The frailty syndrome is associated with adverse health outcomes in very old patients with stable heart failure: a prospective study in six Spanish hospitals. Int Cardiol 2017; **236**: 296-303
3) 日本老年医学会．高齢者の薬物療法．健康長寿診療ハンドブック，日本老年医学会（編），メジカルビュー社，p.107-109，2011
4) 秋下雅弘ほか．大学病院老年科における薬物有害作用の実態調査．日本老年医学会雑誌 2004; **41**: 303-306
5) 「高齢者の生活習慣病管理ガイドライン」作成ワーキング．高齢者高血圧診療ガイドライン 2017．日本老年医学会雑誌 2017; **54**: 1-63
6) 日本老年医学会，日本医療研究開発機構研究費・高齢者の薬物治療の安全性に関する研究研究班（編）．心不全．高齢者の安全な薬物療法ガイドライン 2015，メジカルビュー社，p.83-88，2015

Ⅳ 診療・介護ケア

5 独居の高齢者に対する外来管理はどうする？

なぜ悩んでしまうのか？
- 安定していた心不全患者が急性増悪などの予期しない病状変化をきたす．
- 認知症を合併する患者へはどう対応すべきかわからない．
- 生活への介入が困難である．
- 内服薬服薬数が増加してしまう．

ズバリ解決!!
- 生活の状況を考慮し治療方針を立てる．
- メディカルソーシャルワーカー（MSW）や地域包括支援センターを有効に利用する．多職種での介入や介護保険サービスなどを利用をする．
- 服薬状態や他科処方の確認し生活全体の視点で減薬の可能性を考える．

疾患治療の場が病院から在宅へとの流れが進行するなか，今後，日本では人口減少が加速する一方で高齢者単独世帯は増加し続けると予測されている．今後独居高齢者の循環器疾患を外来で管理するケースは更に多くなる．独居高齢者においては社会から孤立することも多く，必要な介護保険などのサービスへのアクセスが遅れるなどの問題があり，診療のみならず生活まで包括した連携・サポートが必要である．

▶ 多職種協働で在宅生活を支える

外来通院患者においては，初期の認知症が気づかれないことがある．この場合，正確に生活内容の聴取が困難であったり，生活指導が不十分となったり，症状の増悪や変化の発見が遅れることがある．半年に一度程度は別居中の親族に外来診療に同伴を促し，生活状況の把握に努めることも必要である．一方で医師が連絡・手配をすべて担うのは時間的な制約などに限界がある．院内の医療ソーシャルワー

カー（MSW）や地域包括支援センター（Column 参照）を有効に利用することが望ましい．またすでに要介護認定を受けている患者においてはケアマネジャーを窓口に問題点の抽出，必要なサービスが受けられるよう手配する．

▶ 介護保険制度の利用

　介護を必要とする人を家族のみでなく社会全体で支えるとの理念で，居宅利用者においては訪問介護，訪問看護，訪問リハビリテーション，福祉用具の貸し出し，通所リハビリテーションなどが利用できる．65 歳未満であっても慢性閉塞性動脈硬化症（ASO）など 16 疾患の患者が介護を必要となった場合には第 2 号被保険者として認定を受けサービスを利用することができる．要介護認定のための医師意見書を求められた場合には，日常生活の支障になる病態を優先して記載する必要がある．したがって，疾患の状態のみでなく日常生活機能や認知機能の状態などを含めて，最も重要なものから記載することが妥当な認定のために重要である．

▶ 認知症を早期に発見・対応する

　慢性疾患で長期に外来通院している場合，認知症症状が出現しても気づかれないことがある．初期の認知症患者はその場での会話や応対は一見正常で，見過ごされているケースも多い．認知症患者においては薬剤服用管理ができなくなるなど手段的 ADL に障害が出たりすることは比較的早期からみられる症状であり，このことが原疾患の増悪を引き起こすこととなるために早期に認知症を発見・対応をすることが重要である．

▶ 社会的サポート

　社会的なサポートの不足や単身生活も循環器疾患患者において予後不良因子である．またうつは循環器疾患の独立した予後不良因子である．心臓リハビリテーションや予防プログラムへの参加はうつの早期発見，介入の機会に資するのみならず再入院率の低下や予後の改善に効果がある[1]．

Ⅳ 診療・介護ケア

▶ フレイルへの対応（「Ⅰ-1」も参照）

　慢性心不全患者においてはフレイルの割合が多く，心臓悪液質（cardiac cachexia）もフレイルの一亜型との考え方がある[2]．慢性心不全患者のフレイルは活動性・生命予後の不良の要因であり，フレイルの予防の視点での外来診療管理が必要となる．骨格筋量を維持・増加させるためにたんぱく質の摂取を促すなどの栄養指導や心臓リハビリテーションが有効である．

▶ ポリファーマシーへの対応（「Ⅲ-1」も参照）

　高齢者は多疾患を抱えることが多く，その結果服用薬剤も多種，多剤となる傾向がある．高齢者では代謝の低下や副作用出現の頻度が増加することが多い．また高齢者特に75歳以上の後期高齢者についてのエビデンスが明らかでないものも多い．他科での処方を把握し，利益・不利益を吟味し減薬を検討，また一包化や1日のうちでの服用回数をまとめるなどの工夫をすることが有用である．

▶ 退院カンファレンス

　入院治療を行った場合には在宅療養へ移行する際に退院カンファレンスを積極的に行い多職種で疾患・生活などの情報を共有し，疾患のみならず生活全体を支える体制を構築する視点を持つことが重要である．また入院治療から在宅療養へ移行する場合に担当医師が代わることも多く，治療方針の連絡，増悪，状態変化時の連携体制もより重要となる．

POINT
- MSWや地域包括支援センターを窓口とし，介護保険サービスの利用など，医療・福祉などの多職種で生活まで包括したかかわりを行う．
- 認知症の合併を想定し，早期発見・介入につなげる．
- 他科処方を含め副作用出現の可能性を留意し，内服薬が減薬可能か，服用方法の簡素化を行う．

Column

【高齢者単独世帯の増加】

　人口が減少する一方で高齢者の単独世帯は今後も増加すると予測されている[3,4]．

　高齢化は地方ではすでに進行しており，今後は都市部において急速な高齢化と高齢者単独世帯の増加が見込まれている(図1)．

【地域包括支援センター】

　地域包括支援センターは，市町村が設置主体となり，保健師・社会福祉士・主任介護支援専門員(ケアマネジャー)などを配置して，チームアプローチにより，住民の健康の保持および生活の安定のために必要な援助を行うことにより，その保健医療の向上および福祉の増進を包括的に支援することを目的とする施設であり(介護保険法第115条の46第1項)，行政を含む多職種・制度横断的な支援を行う．

　業務内容
　①介護予防ケアマネジメント事業：介護予防ケアプランの作成など
　②総合相談・支援事業：多様な相談を幅広く受けつけて，制度横断的な支援
　③権利擁護事業：成年後見制度の活用促進，高齢者虐待への対応など
　④包括的・継続的ケアマネジメント事業

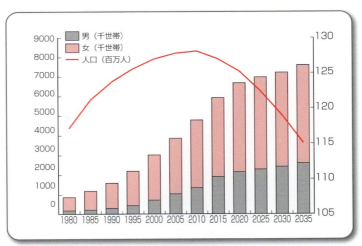

図1　人口と高齢者単独世帯の推移と予測

Ⅳ 診療・介護ケア

文献

1) Compare A et al. Social support, depression, and heart disease: a ten year literature review. Front Psychol 2013; **4**: 384
2) Jha SR et al. Frailty in advanced heart failure. Heart Fail Rev 2015; **20**: 553-560
3) 総務省.国勢調査(平成27年まで)
4) 国立社会保障・人口問題研究所.日本の世帯数の将来推計(平成32年以降)

介護施設・在宅におけるケアのポイントは？

なぜ悩んでしまうのか？

- 要介護状態の循環器疾患患者の診療において，嚥下障害の対応策を理解していない．
- フレイルやサルコペニアは，高齢心不全患者の予後に大きく影響するが，在宅診療における栄養評価・管理方法が確立していない．
- 高齢循環器疾患患者では，要介護状態の高齢循環器疾患患者に対するリハビリテーションが確立していない．
- 地域ケア包括システムをどうやって活用してよいのかわからない．

ズバリ解決!!

- 要介護状態にある高齢循環器患者では，嚥下障害の原因把握が重要である．嚥下機能低下，食欲低下，口腔内環境，消化器疾患の鑑別が必要である．
- 高齢心不全患者では病態を考慮した栄養評価が必要で，フレイル，サルコペニアへの進展予防が重要である．
- 高齢循環器疾患患者では，サルコペニアの治療に，リハビリテーションと栄養管理を同時に行う「リハビリテーション栄養」が重要である．
- 予備力の少ない高齢循環器疾患患者は，入院から退院後の在宅診療につながる「シームレスな地域連携」が重要である．

▶ 要介護状態にある高齢循環器患者における嚥下障害

　要介護状態にある高齢循環器患者では，嚥下機能低下が契機となりフレイルが進行し，サルコペニアを生じることが多いため，嚥下障害の原因評価と対策は重要である．加齢が原因の原発性サルコペニアでは，嚥下障害を認めることは少ない．認知症や脳梗塞後遺症では嚥下機能障害が生じるために二次性サルコペニアとなる．要介護状態にある高齢循環器患者では，食欲低下，口腔内環境の問題，

Ⅳ 診療・介護ケア

消化器疾患も重要な鑑別課題である（「Ⅲ-7. 誤嚥性肺炎をどうやって予防する？」参照）．

▶ 高齢者心不全患者の栄養状態の評価方法

　高齢循環器患者は，腸管浮腫に伴う吸収障害と透過性亢進，右心不全に伴う食欲不振によるエネルギー不足から低栄養状態を生じる．心不全患者では，水分貯留の影響を受けるため，体重や肥満指数（BMI）は栄養評価指標として不正確である．血清アルブミンやトランスサイレチンが利用されたが，単独での予後評価には限界があるため，最近では，複数の血液生化学的指標を組み合わせる評価方法が主流である．血清アルブミン値と総リンパ球数に総コレステロール値を加えたControlling Nutritional status（CONUT）は，心不全患者の栄養状態の評価指標として有用である．アルブミン値と体重を組み合わせた栄養評価［Nutritional Risk Index（NRI）］スコアを高齢者用に改訂したGeriatric Nutritional Risk Index（GNRI）[1]は計算が容易で，92以上は栄養障害の危険性は低いが，92未満は危険性が中等度から高度と判定される[2]．また，高齢心不全患者の予後推定には，日常運動機能，認知機能，褥瘡の危険性，併存疾患，内服薬，ソーシャルサポートの程度など多面的項目を用いた高齢者総合的機能評価（Comprehensive Geriatric Assessment）の有効性が報告されている[1]．今後，要介護状態にある高齢心不全患者において，普及することが予測される（「Ⅰ-4. 簡単にできる栄養状態の評価とは？」参照）．

▶ 高齢心不全患者におけるフレイルとサルコペニアについて

　Friedらは低栄養からサルコペニア，フレイルへ進展する状況を，フレイルサイクルと表現したが[3]，この悪循環は高齢心不全患者によくあてはまる．心不全により活動性が低下することで，筋力と骨格筋量の低下をきたし，ポンプ機能が低下する．労作時動悸，息切れ，易疲労感など心不全の特徴的症状が増強され，食欲低下が惹起されることにより，慢性的低栄養が進行し，心臓悪液質に陥る．この悪循環は，心不全フレイルサイクルと言い換えることができる（図1）．要介護状態にある高齢循環器患者の診療では，心不全フレイルサイクルを断ち切るため，栄養管理と身体的活動を維持するよう運動指導することが重要である．

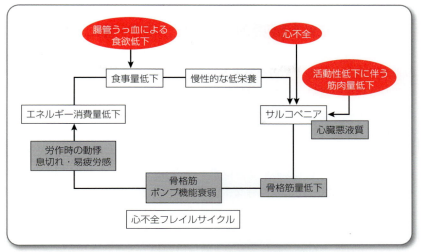

図1 フレイルサイクルに心不全を当てはめた各項目の関係

高齢循環器疾患患者におけるリハビリテーション栄養

　要介護状態にある高齢循環器患では，骨格筋におけるたんぱく質合成に必要な必須アミノ酸の濃度閾値が上昇する（同化抵抗性）ため，骨格筋たんぱく質合成には，成人より高い濃度の必須アミノ酸が必要とされる．高齢循環器疾患患者の筋肉量低下と筋力低下に対してレジスタンス運動によるリハビリテーションと，骨格筋たんぱく質合成を促進する必須アミノ酸，特に分岐鎖アミノ酸であるロイシン補給を組み合わせた治療が注目されている[4]．

　一方，心不全ではタウリンなどのアミノ酸，コエンザイムQ10，L-カルニチン，チアミン，ビタミンなどの微量栄養素が低下することにより，心筋細胞の収縮弛緩動態を悪化させると想定されるため，高齢心不全患者に対する微量栄養素の補完治療が検討されている．現時点ではオメガ-3多価不飽和脂肪酸以外のすべての微量栄養素に関する研究は，成果に一貫性が欠けているため，ACCF/AHAの心不全治療に関するガイドライン[5]では，「慢性心不全の治療において，オメガ-3多価不飽和脂肪酸以外の微量栄養素を補充療法として積極的に勧める根拠は乏しい」と結論しているが，今後の研究成果が待たれる分野である．

IV 診療・介護ケア

▶ 心不全患者に対する包括的疾病管理と，在宅医療における訪問診療

　1990年代後半に心不全患者を対象として，退院後の訪問診療を含めた包括的疾病管理の重要性が提唱された．包括的教育，服薬指導，退院後の栄養評価と食事療法を徹底するとともに，退院後早期の患家訪問や電話連絡により，退院後の生活を的確にモニタリングすることにより，心不全再入院率を有意に減少した．システマティックレビューも，包括的疾病管理は薬物療法の遵守率と治療アドヒアランスを向上し，心不全患者の予後改善を報告した．要介護状態にある高齢循環器患者では，訪問診療による的確な生活モニタリングにより，病状変化に対する早期介入，再入院抑制が期待できる．予備力の少ない高齢循環器疾患患者は，入院による活動性低下を契機にサルコペニアに進展するため，退院前多職種カンファレンスが大変有効である．病院スタッフだけでなく，訪問看護センタースタッフ，在宅診療医がカンファレンスに参加し，入院中の治療内容，退院後の治療計画，生活上の注意点を患者・家族とともに確認し（表1），更に退院早期に患家を訪問し，服薬状況，食事，生活環境を確認することにより，在宅での診療方針を最終確認することが大変有効である．

表1　退院前多職種カンファレンスのメンバー

参加メンバー	メンバー役割	カンファレンス検討項目
患者・家族	・入院中・退院後の方針確認 ・病状・治療に関する疑問点の抽出と確認	・入院中・退院後の治療内容，治療方針，生活指導に関する疑問点の抽出と確認
入院主治医	・入院治療内容の総括 ・退院後治療方針の説明 ・退院後生活注意点の確認	・訪問診療への引き継ぎ項目 ・患者・家族の質問への回答
病棟看護師	・入院中看護の総括	・訪問診療への引き継ぎ項目
理学療法士	・入院中・退院後の運動機能の評価と治療方針の説明	・居宅生活での動作環境確認 ・在宅リハビリテーション確認
薬剤師	・退院時処方の確認	・退院後服薬指導
管理栄養士	・入院中・退院後の栄養指導	・退院後食生活の指導
訪問看護センタースタッフ	・退院後の訪問診療における治療計画の確認	・退院後訪問診療の日程調整
ケアマネジャー	・退院後訪問診療の調整	・退院後の相互連携の確認
在宅医療担当医師	・退院後訪問診療の説明	・退院後訪問診療日程調整

POINT

- 要介護状態にある高齢循環器患の診療において，栄養管理は予後を規定する重要課題であり，栄養評価方法の習得が必要である．
- 地域包括ケアシステムを活用するためには，退院時多職種カンファレンスにより入院から在宅へ，シームレスに診療を継続することがポイントである．

文献

1) 日本心不全学会ガイドライン委員会（編）．高齢者心不全患者の治療に関するステートメント　http://www.asas.or.jp/jhfs/pdf/Statement_HeartFailurel.pdf（2019年3月閲覧）
2) Kinugasa Y et al. Geriatric nutritional risk index predicts functional dependency and mortality in patients with heart failure with preserved ejection fraction. Circ J 2013; **77**: 705-711
3) Fried LP et al. Frailty in older adults: evidence for a phenotype. J Gerontol A Biol Sci Med Sci 2001; **56**: M146-M156
4) Tieland M et al. Protein supplementation improves physical performance in frail elderly people: a randomized, double-blind, placebo-controlled trial. J Am Med Dir Assoc 2012; **13**: 720-726
5) Yancy CW et al. 2013 ACCF/AHA guideline for the management of heart failure: a report of the American College of Cardiology Foundation/American Heart Association Task Force on practice guidelines. Circulation 2013; **128**: e240-e327

Ⅳ 診療・介護ケア

7 病診連携を上手に利用する方法は？

なぜ悩んでしまうのか？

- 超高齢社会における心不全患者の急増，いわゆる「心不全パンデミック」の到来により，慢性期医療を循環器専門医以外でも行う必要に迫られている．
- 心不全は症状改善薬だけでなく予後改善薬を導入・継続する必要があるが，ガイドラインやエビデンスを熟知しないと適切に実施ができない．
- 心不全は入院が長期化することが多く，また再入院も多いため病床の確保が難しくなる．
- 高齢者では心不全を発症することによりサルコペニア・フレイルが進行する結果，自宅生活への復帰が困難となりやすい．

ズバリ解決!!

- クリニックをかかりつけとした，循環器専門医が定期的に心機能をフォローできる地域医療連携システムを構築する．
- 入院中に患者が理解しやすい「教科書」を用いて心不全教育を行う．食事療法，運動療法，内服加療の重要性を理解してもらい自宅でも継続治療を行う．
- 介護保険や訪問看護，在宅医療など地域包括ケアシステムを利用することで自宅での生活を支援する．

▶「心不全パンデミック」に備える！ 外来での問題点は？

日本では，著しい高齢化に伴い「心不全パンデミック」と称される心不全患者の急激な増加が現実のものとなってきている．これにより，循環器専門医でなくとも，外来で慢性期医療を行う必要に迫られている．心不全の治療は身体所見や検査所見に応じた細かい内服調整が必要であり，ガイドラインやエビデンスを熟知しておく必要がある．「心不全パンデミック」に対する対応策としては「心不全

再入院予防」「早期退院」があげられるが，このような状況で「心不全再入院」を予防するには，どのような地域連携が必要だろうか？

その解決法とは❓

　心不全パンデミックに備えた「再入院予防」の手段として，当院では米国心臓協会（AHA）のチェックリスト[1]を改変した「心不全チェックリスト」（図1）を作成した．退院後に心不全チェックリストをかかりつけ医と共有することで，予後改善薬を確実に継続することができる．
　また，当院では「心不全フォローアップ外来」を開設し，重症心不全症例，かかりつけ医が循環器専門医でない場合など，状態に応じて定期的に受診してもらっ

図1　心不全チェックリスト

Ⅳ 診療・介護ケア

ている．午前中に血液生化学検査・胸部単純X線・心電図・心エコー検査，昼に塩分制限食の実食を含めた栄養指導を行っている．午後に診察と検査結果説明を行い，内服調整の要否を検討し，かかりつけ医に診療情報提供書を作成している．心不全フォローアップ外来との連携で心不全再入院を予防できた症例を紹介する．

《症例》70歳代，男性

（診断）#1 拡張型心筋症，#2 慢性うっ血性心不全

（経過）心不全に対する入院治療後，循環器専門医ではないクリニックで，エナラプリル 2.5 mg，カルベジロール 10 mg，スピロノラクトン 25 mg，フロセミド 20 mg，トルバプタン 7.5 mg を内服中であった．心不全フォローアップ外来の受診で「わずかに"きつさ"を自覚しているが，血圧が低く浮腫もないため，内服調整に悩んでいる」との診療情報提供書を頂いた．血圧は 108/78 mmHg であり，Ⅲ音聴取と肝頸静脈逆流があった．心電図で左房負荷，胸部単純X線では cephalization（角出し像）と上大静脈の突出を認めた．心エコーでも平均 E/e' が 9→16 と上昇しており，心拍出量低下に伴い心内圧が上昇している状態と判断した．血圧は低めであったが，心拍出量を増加させるためにエナラプリルを 5 mg に増量した．1週間後の再診では，血圧は 110/72 mmHg で，身体所見や胸部単純X線のうっ血所見，心電図の左房負荷は改善していた．内服調整の結果をかかりつけ医に報告し，次回の心不全フォローアップ外来を 3ヵ月後に設定した．

かかりつけ医と連携をとり，心不全増悪での再入院を予防することができた症例である．

▶「心不全パンデミック」に備える！　入院での問題点は❓

心不全の治療による長期入院が，筋力・認知機能・多臓器機能が低下する「フレイル」を引き起こす．「フレイル」の予防には運動療法・薬物療法・食事療法を含めた包括的心臓リハビリテーションが有効である[2,3]．包括的心臓リハビリテーションを入院早期から導入し，早期退院を達成するには，どのような取り組みが必要だろうか？

▶ その解決法とは❓

当院では多職種による心不全支援チーム（heart failure support team：HST）（図

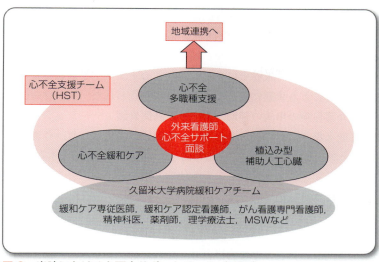

図2　当院における心不全サポートチーム（HST）

2）が組織されている．このチームで「心不全共本」というオリジナルの教科書を用いて「心不全教室」を実施している．運動療法・薬物療法・食事療法の重要性の理解だけでなく，医療ソーシャルワーカーによる社会環境の問題点へのアプローチ（介護や在宅医療の介入）なども組み込むことで，早期の自宅退院が可能となった．多職種での情報共有により，他の医療機関との連携（地域連携）も非常に速やかに行えるようになった．ここで，全身状態の急激な増悪により，自宅退院が困難と思われた症例に対する介入を紹介する．

《症例》70歳代，男性

（診断）#1重症右心不全，#2三尖弁閉鎖不全症

（経過）三尖弁閉鎖不全症に対する手術を希望せず，内服加療を継続していた．その後，右心不全の進行とうっ血性肝硬変による低アルブミン血症で，著明な腹水の増加を認め入院したが，強心薬から離脱できずサルコペニアが進行し，能動的には体位の変換も行えない状態であったが，本人は「一度でいいから自宅に帰りたい」と希望していた．問題点は①廃用による耐えがたい腰痛，②身の置きどころのない苦痛，③強心薬を離脱できない心機能，④不眠があげられた．そこで①②に対して，緩和ケア専門医による慢性疼痛に対するオピオイドの使用を開始

203

Ⅳ 診療・介護ケア

した．また③に対しては循環器内科医による強心薬・利尿薬の調整，④に対して精神科医による不眠への介入を開始した．看護師による本人・家族への傾聴，気分転換のためのベッド位置の工夫など細やかな配慮，薬剤師による薬物投与量の検討や副作用への注意，栄養士による栄養状態のチェックや適切な食事形態の検討，理学療法士による状態に応じての運動療法が行われた．医療ソーシャルワーカーによる介護保険の申請の補助，在宅医と訪問看護ステーションとの連携により，退院可能となり，その後は在宅医による医療が提供された．多職種チームがかかわることで，速やかに医学的・精神的・社会的問題点に介入することができ，また在宅医・訪問看護ステーションとも情報共有を速やかに行えたことで，不可能と思われた自宅退院が可能となった．

POINT

- 循環器専門医以外をかかりつけとする場合には，循環器専門医が定期的にフォローできるシステムが必要である．
- 「心不全パンデミック」に備え，「再入院予防」「早期退院」を実現するためには医療機関内での多職種連携，また医療機関同士の地域連携が不可欠である．
- 当院では「再入院予防」「早期退院」を目標として，①心不全チェックリストの作成，②心不全フォローアップ外来，③多職種による心不全支援チーム（HST）の設立，④心不全教室を行っている．
- 地域連携を密にとり，医療者・患者・患者の家族が覚悟を持てば，重症心不全症例でも，希望すれば自宅退院が可能となる．

文献

1) American Heart Association. Heart failure discharge checklist
2) Hambrecht R et al. Physical training in patients with stable chronic heart failure: effects on cardiorespiratory fitness and ultrastructural abnormalities of leg muscles. J Am Coll Cardiol 1995; **25**: 1239-1249
3) Adamopoulos S et al. Physical training improves skeletal muscle metabolism in patients with chronic heart failure. J Am Coll Cardiol 1993; **21**: 1101-1106

心不全を繰り返す高齢者──どうセルフケア支援を行えばよいのか？

なぜ悩んでしまうのか？

- 高齢者の心不全ほど，早くみつけて早く介入しないとあっという間に手立てがなくなる．
- 入退院を繰り返す高齢者心不全例の多くは，加齢に関連した多疾患有病者である．
- 高齢者心不全では，薬物・非薬物療法の治療エビデンスが乏しい．

ズバリ解決!!

- 先制医療に向け，より早期に心不全を診断する．頸静脈怒張とBNPが有用である．
- 高齢者心不全では，多数の職種が共同参加し，患者中心の医療を展開する．
- セルフケアとして，減塩と服薬コンプライアンスの習慣づけを徹底させる．

▶ 高齢者心不全と対峙する前に

ⓐ 高齢者心不全の現況を識る

　2025年問題──団塊の世代のすべてが75歳以上の後期高齢者となり，死を迎える場所すら十分に確保できないかもしれない．病院完結型の医療から，予防や介護も含めた地域完結型の医療への転換が急務である．そのなかで，心血管病の終末期病態である心不全は老年期に急増し，循環器疾患のなかで最も見据えるべき疾患である．このほど日本心不全学会より「高齢者心不全患者の治療に関するステートメント」が公表された[1]．ただし，「ガイドライン」ではなく「ステートメント」へ軟着陸せざるを得なかったのは，介入そのものが難しいからである．いずれにせよ，超高齢化社会では「心不全はcommon disease」とまず共通認識すべきである．

Ⅳ 診療・介護ケア

ⓑ 高齢者心不全の病態を識る
　高齢者の心不全は，①加齢とともに予後が悪化し，②拡張不全が占める割合が多く，③基礎疾患として冠動脈疾患や大動脈弁狭窄症など動脈硬化症が際立つ．心肥大や心筋の線維化が進行し，心室コンプライアンス低下が拡張障害を引き起こす．冠動脈硬化症としては，多枝病変や無症候性心筋虚血が多い．

ⓒ 高齢者心不全の繰り返し入院を識る
　入院関連心不全の予後は，目立って改善していない．心不全再入院が増加しているからである．再入院例は「重症の心不全」と思いがちであるが，終末期と呼ばれる重症例は1割ほどに過ぎない．致死的な状況で入院しても，多くは治療によく反応し，ケロッとして退院していく．しかし，しばらくすると徐々に悪化し，再び心不全増悪で病棟へ戻ってくる．患者像として，高齢者，腎機能障害，そして，左室駆出率の保たれた心不全（HFpEF）が目につく[2]．

ⓓ 高齢者心不全の診療スタンスを識る
　心不全には，ステージという概念がある．心血管病を，危険因子から始まり，心疾患，心不全，そして死といった一連の連続的な現象として捉え，より先に手を打つ重要性が強調されている．有効な手立てが限られる高齢者ほど，早くみつけて早く介入しないと，あっという間に手立てがなくなる．そのためには，非専門医でも心不全をいかに簡単に拾い出せるかが重要である．

　一方，心不全の予後はがんより悪い．終末期医療と表裏一体のはずだが，その実践は難しい．波打つ病態の時間軸のなかで，いつからが終末期なのかがわかりにくい．更に，苦しみを取るには心不全と戦い続けなければならない．がん領域で定着した終末期医療を学びつつも，新たな終末期医療を構築せねばならない．

　このような入口と出口を見据えた診療では，多数の職種が共同参加し，患者中心の医療展開が求められる．構成要員は同一医療施設内にとどまらず，地域のプライマリケア医との密接な連携も必要である．入退院を繰り返す高齢者心不全例の多くは，加齢に関連した多疾患有病者である．その管理標的は，生死にかかわる事象のみならず，quality of life にも向かう．医学的な観点に加え，家族や社会への医療負担も視野に置いた人間科学的な対応が求められる．

▶ 高齢者の心不全増悪を捉える～いかに早くみつけるか

　「年のせいで，息が切れるようになった」―心不全の主要徴候たる息切れが，加齢による一種の経年変化と見なされる．心不全を疑えるかが，診断における最大のポイントである．また，慢性閉塞性肺疾患による呼吸困難，腎不全・低アルブミン血症による浮腫など，心不全と鑑別すべき病態は多い．

ⓐ 問診

　高齢者では，記銘力低下，難聴，構語・発音障害，認知症，独居などのために，正確な病状・病歴が聞き取りにくい．また，身体活動度が低く，労作時息切れが生じにくい．食思不振や悪心などの消化器症状，見当識障害やせん妄などの精神・神経症状といった非特異的な症状が前面に出ることもある．

ⓑ 身体所見

　高齢者では非心原性浮腫の頻度が高いため，心不全に特異的な血管内うっ血指標に精通する．最も有用なのは，頸静脈怒張である．内頸静脈が立位・座位で怒張することで判断するが，外表面からは「皮膚の揺れ」として認識される．高齢者は頸部の筋肉が萎縮しており，慣れれば診断は容易である．

ⓒ 画像検査

　胸部X線での心陰影拡大に加え，肺うっ血像が重要だが，縦隔陰影に隠れて初期像が時に診断しにくい．心エコー図では，拡張障害が多いことから，左室駆出率のみで判断しない．簡便指標として，下大静脈径によるうっ血の重症度推測は容易である．

ⓓ バイオマーカー

　B型ナトリウム利尿ペプチド（BNP）は，心不全診断において評価が高い．ただし，加齢に伴う濃度上昇と相まって，少なくとも若年・壮年者の診断閾値をそのまま活用できない．

Ⅳ 診療・介護ケア

▶ 高齢者心不全の治療〜何がどう違うのか

　高齢者といえども，心不全の治療戦略の基本は変わらない．ただし，①治療薬の副作用が生じやすく，②合併症や臓器障害が様々で個別の対応が必要で，③エビデンスが極めて少ない．

ⓐ 薬物療法

　高齢者の収縮不全では，アンジオテンシン変換酵素阻害薬やアンジオテンシンⅡ受容体拮抗薬は有効とされる．ただし，腎機能障害，高カリウム血症，症候性低血圧に留意する．少量から開始し，漸次増量したほうが無難である．抗アルドステロン薬も同様である．β遮断薬の有効性も，若壮年患者と比し遜色ないとされる．ただし，忍容性は若年者に劣り，慎重さが求められる．これら予後改善薬には一定の導入リスクがあり，利益と不利益を的確に天秤がけするセンスが求められる．利尿薬は，うっ血に基づく自他覚症状を改善する．ただし，強力な利尿は，脳血栓症や腎機能悪化の誘因のみならず，頻尿により生活の質を低下させる．

ⓑ 非薬物療法

　高齢者心不全でのエビデンスに乏しく，若壮年患者の適応に準拠せざるを得ない．すなわち，心筋虚血には冠動脈への経皮的カテーテルインターベンションやバイパス術を，弁膜症や先天性心疾患には修復術を，更に，左室同期不全には心臓再同期療法が検討される．睡眠時無呼吸への在宅酸素療法や運動療法が，生活の質を向上させることがある．

ⓒ 支持療法

　高齢者では，多臓器障害がみられやすい．全身をくまなく診て，合併症対策に目配せする．また，高齢者は食塩や水分，カロリーの摂取管理が不徹底になりがちである．服薬コンプライアンスもよくない．これらの管理には，患者本人にとどまらず，介助者である家族や同居者も含めた「習慣づけ」の指導を徹底させる．また，医療側での職種や施設をまたがった包括的な管理が求められる．

ⓓ キュアか，ケアか

　高齢者心不全の治療標的では，「キュアか，ケアか」のどちらを主軸に置くかで，医療者の人間的センスが問われる．病診連携では，急性期治療と慢性期治療を双方向でシェアするシステムが望ましい．多疾患有病者には，集約的医療が必要である．個々の患者特性に合わせ，妥当な診療法を選択し，円滑なシステムを構築する．病態説明も大切な作業である．患者の最たる希望を聴取し，治療の利益・不利益を的確に天秤かけする．その際，なるべく具体的な目標を設定してあげるとよい．

▶ 高齢者心不全のセルフケアとモニタリング～在宅管理も見据えて

ⓐ うっ血の重要性を認識する

　心臓は，栄養たる血液を全身に送り込むことが使命である．ポンプ機能が低下すると，血液量を増やしてその役割を果たそうとする．つまり，うっ血を生じさせてでも，低心拍出を回避させようとする．したがって，心不全の症状や徴候は，8割以上がうっ血である．うっ血が残存すると，再入院率があがる．更に，うっ血が取り切れても，短期の再入院は2～3割に及ぶ[3]．

ⓑ うっ血のセルフ指標

　よくしたはずの心不全が，なぜあっという間に増悪するのだろうか．心臓は異常があっても，症状を出しにくい「慎ましい」臓器である．臨床的に心不全徴候が出現する前に，水面下の血行動態的にはうっ血状態を呈していることが少なくない．事実，臨床的にうっ血症状が露見する前に，1週間ほどかけて心臓内圧が徐々に上昇する現象が報告されている[4]．うっ血のセルフ指標の代表は体重で，1週間で2～3kgの増加は心不全増悪を示唆する．ただし，心不全増悪時に体重増加を認めない例も少なくなく[2]，2～3割に及ぶとの指摘もある．

ⓒ なぜ頸静脈怒張が有用なのか

　肺水腫や下腿浮腫など臓器うっ血は，血管外へ体液を露出させることで生ずる．その起因は，必ずしもvolume増加ではなく，血管内のpressure上昇のこともある．頸静脈怒張がセルフ指標として有用なのは，pressureを直接評価できる非侵

Ⅳ 診療・介護ケア

襲的診断ツールだからである．教科書的には，右心不全指標であるが，中心静脈圧が肺動脈楔入圧と有意に相関するため，7割方は左心不全の指標にもなる．

d 近未来の心不全モニタリング

CardioMEMS®は，埋込式圧センサーで肺動脈圧を遠隔モニタリングするシステムである．通常の経皮的カテーテル操作で，容易に肺動脈に留置できる．CHAMPION試験[5]は，心不全入院歴のあるNYHA心機能分類Ⅲ患者を対象に，日々モニターされた肺動脈圧を用い薬物療法の調整を行ったモニタリング群と，ガイドラインに基づく標準的な治療が行われた対照群との予後を比較している．平均18ヵ月間の追跡で，心不全入院率は対照群と比較してモニタリング群で33％減少した．今後日本でも，直接的に血行動態を連続監視するシステムが導入できれば，打つ手が乏しかった心不全再入院予防に一石を投じる可能性は十分にある．

POINT

- 超高齢社会では，心不全はcommon diseaseである．
- 高齢者心不全の管理標的は，ADL保持と再入院予防である．
- 先制医療と終末期医療では，多数の職種が共同参加し，患者中心の医療システムを構築する．
- 心不全増悪のセルフ指標として，体重増加に加え，頸静脈怒張が有用である．
- 埋込式肺動脈圧センサーによる心不全遠隔モニタリングが有望視されている．

文献

1) 日本心不全学会ガイドライン委員会（編）．高齢者心不全患者の治療に関するステートメント　http://www.asas.or.jp/jhfs/pdf/Statement_HeartFailurel.pdf（2019年3月閲覧）
2) Ambrosy AP et al. Clinical course and predictive value of congestion during hospitalization in patients admitted for worsening signs and symptoms of heart failure with reduced ejection fraction: findings from the EVEREST trial. Eur Heart J 2013; **34**: 835-843
3) Yu CM et al. Intrathoracic impedance monitoring in patients with heart failure: correlation with fluid status and feasibility of early warning preceding hospitalization. Circu-

lation 2005; **112**: 841-848
4) Chaudhry SI et al. Patterns of weight change preceding hospitalization for heart failure. Circulation 2007; **116**: 1549-1554
5) Abraham WT et al. Sustained efficacy of pulmonary artery pressure to guide adjustment of chronic heart failure therapy: complete follow-up results from the CHAMPION randomised trial. Lancet 2016; **387**: 453-461

V. 倫理的問題

V 倫理的問題

1 独居の高齢者が外来を受診しなくなったときに取るべき対応は？

なぜ悩んでしまうのか？

- 高齢者の療養（外来受診）に医療者がどこまで責任を負うのか，負えるのか．
- 外来受診を中断する理由は加齢に伴う身体・認知・生活機能低下，個人の価値観・キャラクター，経済的な問題など多岐にわたる．
- 独居高齢者が増加しており，支援者のサポートが不足していることが多い．
- キーパーソンが不明である．

ズバリ解決!!

- 外来受診日または近日中に電話をして，受診を促す．
- 受診をしなかった理由を尋ねる．
- 受診を中断する理由を多角的にアセスメントし，受診が継続できる対策を検討する．
- 急性期の医療機関だけではなく，在宅医，かかりつけ医を紹介し，通院しやすい環境を整える．

▶ 医療者としての責任は果たせているのか？

　高齢者医療の目標は，臓器機能の回復から生活機能の維持・回復へ，「治し支える」医療であると，日本学術会議「超高齢社会のフロントランナー日本：これからの日本に医学・医療のあり方」で提言されている[1]．外来受診は，「治し支える」医療の窓口といえる．

　生活と治療の窓口となる外来を受診しない高齢者に対して，医療者はどこまで責任を負うべきなのだろうか．受診行動は患者の意思に任されているため，外来を受診しないことは患者の責任といえるだろう．ただ患者が受診するために，医療者は最大限「治し支える」ことをしているかどうかが問われている．

　医療者が患者を「治し支える」ためには外来受診を中断させないことが重要で

ある．そのためには，まず患者に電話連絡して，受診を促し，そのうえで受診が中断しないような対策を立てる必要がある．このような姿勢を保つことが医療者の責務ではないだろうか．

受診を中断する理由は？

　高齢者が受診を中断する理由は，病院嫌い，めんどくさい，しんどい，暑い・寒い，天気が悪い，受診日を忘れる，薬が余っている，遠い，一人で来院する手段がない，通院のサポートをしてくれる支援者がいないなど様々である．

　病院嫌いという価値観以外に，暑い，寒いなどの気温の変化は体温調節機能が落ちている高齢者にとっては体力を奪う要因となり，天気が悪く傘をさす必要があると，杖やバギーが使用しにくく，足元が不安定になることもある．このような加齢に伴う身体機能の低下から受診が中断する場合もある．受診日を忘れる，薬を飲み忘れて余っているなどは，認知症と診断されるほどではなくても，軽度認知機能の低下がある高齢者にはよくあることである．また急性期病院までバスや電車を乗り継いで受診するとなると，時間がかかるだけではなく，乗り換えなどが複雑となり，IADL（手段的日常生活活動，図1）が低下した高齢者には受診自体が難しくなっている場合もある．受診に付き添ってくれる家族がいればまだよいが，家族にも生活，仕事があるとキーパーソンが不在となる．更に介護保険ではADLが保たれている循環器の高齢者の介護度は低く，受けられるサービスにも

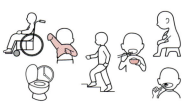
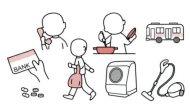

図1　ADLとIADL

V 倫理的問題

限りがある．通院のヘルパーを利用すると，通常の家事ヘルパーよりも費用負担が増えるなどの経済的問題が生じることもある．

このように高齢者が受診しなくなったという背景には，加齢に伴う身体・認知・生活機能の低下やキーパーソン・支援者の不足，経済的問題などが隠れている場合がある．受診をしない理由をアセスメントすることが重要である．

▶ 受診を継続するための対策

ⓐ 受診をしなかった理由を尋ねる

受診しなかったことを責めるのではなく，なぜ来なかったのか，来ることができなかったのか，患者の言い分をよく聴くことが大切である．

ⓑ 認知機能を評価する

認知機能検査（スクリーニング）として，HDS-R（改訂長谷川式認知症スケール；6〜10分），Mini-Cog（2分以内），MoCA-J（Montreal Cognitive Assessment；10分），DASC-21（地域包括ケアシステムにおける認知症アセスメントシート），MMSE（Mini-Mental State Examination；6〜10分）などがある[2]（「Ⅰ-3. 簡単にできる認知機能評価やADL評価とは？」の表2参照）．それぞれに特徴があるため，何をスクリーニングするかを考え，使用するツールを選ぶ必要がある．MoCA-Jは，軽度認知機能障害をスクリーニングする検査で遂行機能を評価できる．

ⓒ 高齢者総合的機能評価（CGA）を確認する

高齢者の受診を積極的に支援するためには，認知機能だけではなく，高齢者総合機能評価（CGA；Comprehensive Geriatric Assessment）を評価することが重要である（「Ⅰ-3. 簡単にできる認知機能評価やADL評価とは？」参照）．

ⓓ 在宅医をみつける

日本心不全学会は，「高齢者心不全患者の治療に関するステートメント」において高齢者の心不全はcommon diseaseであり，進行性かつ致死性の悪性疾患であり，大半が心疾患以外の併存疾患を持つという特徴を述べ，高齢心不全患者の管理にはかかりつけ実地医家などが地域において形成する診療体制こそが主体的な役割を果たすと述べている[3]．これまで基幹病院で診療を受けていた高齢者が循環

器専門医の元を離れることは簡単に納得できるものではないため，連携をとりながら徐々に移行することが望ましいといえる．在宅医をみつけることは，高齢者の受診負担を減らし，受診の中断を予防することにもつながる．

ⓔ 介護保険の申請をする

認知機能の低下などを認めた場合，ADLが保たれていても，介護保険を申請すれば，介護保険の利用が可能となる．週1回でもヘルパーなどの他者の目が入るようにすることが重要である．そうすることで，患者の変化に気づき，医療者でなくても受診を促すことができる．

ⓕ 家族に受診支援を依頼する

独居であっても高齢者の近くに家族がいれば，患者の病状を理解し，今後のことをいっしょに考えていくことができる．また，家族には1, 2ヵ月に1回の受診に付き添ってもらうことも重要である．

ⓖ 地域の担当者または民生委員と連携を図る

独居で身寄りもない高齢者の場合は，地域の担当者または民生委員を探しておく．生活保護受給者であれば地域の保護課の担当者がいる．ただ，頻繁に訪問したり，様子を見に行ったりすることはできないため，いざというときの窓口として捉えるとよい．また，民生委員にも多大な負担をかけることは望ましくはないが，安否の確認などは依頼できると思われる．

POINT

- 独居の高齢患者が受診をしなくなる理由は，患者の価値観・キャラクターに加え，加齢に伴う身体・認知・生活機能の低下，キーパーソン・支援者の不足，経済的な問題など複雑に絡み合っている場合が多い．
- 受診をしなくなる理由を丁寧にアセスメントし，その高齢者に合わせた対策を立てる必要がある．そのためにもまずは受診を促すための連絡が最も重要となる．
- そのうえでどうしても受診できない場合は，それが患者自身の選択と捉え，その患者の選択に沿った医療の提供（提供しないことも含める）を検討する必要がある．

Ⅴ　倫理的問題

文献

1) 日本学術会議 臨床医学委員会 老化分科会．提言　超高齢社会のフロントランナー日本：これからの日本の医学・医療のあり方，2014
2) 日本老年医学会．認知機能の評価法と認知症の診断［homepage on the Internet］https://www.jpn-geriat-soc.or.jp/tool/tool_02.html（2019 年 3 月閲覧）
3) 日本心不全学会ガイドライン委員会（編）．高齢者心不全患者の治療に関するステートメント　http://www.asas.or.jp/jhfs/pdf/Statement_HeartFailurel.pdf（2019 年 3 月閲覧）

認知機能に問題があり，代諾者もいない高齢者に対するインフォームド・コンセント —— 一体どうすればよい？

なぜ悩んでしまうのか？

- 認知機能障害のある患者の同意能力の評価を行う必要性は理解していても，十分時間がとれないことがある．また，患者自身や患者の環境などに個人差が大きい．
- 成年後見人選任の申し立てを行っても，選定までに数ヵ月を要する．
- 後見人は被後見人（患者）に対する医療同意権を有していないため同意書にサインができない．
- 代諾者を探索すべく，行政（生活保護課，障害福祉課，国民健康保険課など）へ介入を依頼しても，個人情報保護との兼ね合いで協力を得られないことが多い
- 医療者が問題を認識して説明しても，患者や近縁者に問題意識が乏しく，積極的に介入できないことがある．また，他人の意見を聞き入れるのに時間がかかる．
- 各施設で倫理委員会を開催して治療方針を承認（推定的承認）しても，施設が変われば再度検討が必要になる．

ズバリ解決!!

- 認知症ケアチームなどの多職種と連携を図りながら患者の同意能力を評価し，その経緯についてカルテに記述を残す．
- 成年後見人には証人として医療行為の経緯・状況を確認してもらう．
- 行政だけでなく，介護関連施設，友人や地域住民などにも協力を依頼する．
- 倫理委員会において決定した推定的承認は，その審議検討の経緯をカルテに記載する．

近年の急速な超高齢化と核家族化により，身寄りのない認知機能障害のある患

V　倫理的問題

者の医療選択と意思決定支援は喫緊の課題となっている．日本の高齢者（65歳以上）の20％以上は独居で，毎年その比率は上昇している．

　筆者らの施設のような高度急性期基幹病院では，生命にかかわる状態で高齢患者が来院あるいは救急搬送されることが多く，対応に苦慮することが少なくない．患者（認知機能の障害）や家族の同意（代諾者不在）を得ることが困難な場合，入院判断，緊急を要する治療や検査の遂行に重大な支障をきたす．

▶ インフォームド・コンセントをとるためには❓

ⓐ 多職種チームとの連携

　多職種チームで評価，認知症ケアチームとも連携を図りながら，同意能力を評価．認知症ケアが不在の場合には，簡単にできる認知機能評価やADL評価が有用である（「Ⅰ-3. 簡単にできる認知機能評価やADL評価とは？」参照）．認知機能の評価は継続的に実施し，その経緯についてカルテに記述を残すことに留意されたい．

ⓑ 成年後見人，社会福祉協議会

　日常生活自立支援事業や成年後見制度は，判断能力が不十分な方のために法律面や生活面で支援する仕組みである．家庭裁判所に申請（本人，配偶者，4親等内親族，検察官，市町村長など）して後見人をつけてもらう．現行では，成年後見人は医療行為に対し意思決定する立場にはないが，医療について説明を受け対応する義務はあるので，医療行為の経緯・状況を確認する立場（証人）として重要である．

ⓒ 代諾者探索のいろいろ

1）行政（生活保護課，障害福祉課，国民健康保険課など）

　経済的に困窮されている方や，障害を持つ方などの相談に応じる窓口である．行政だからこそ対応可能な相談内容もあり，困った場合，まずは情報収集の協力を求めることが大事である．

2）介護関連（介護保険課，地域包括支援センター，ケアマネジャーなど）

　対象は65歳以上もしくは40～64歳で介護保険の特定疾病に該当する場合であり，介護保険の申請手続きやケアプラン作成などの相談に応じている窓口である．該当患者が介護サービスを利用している場合は，担当者が生活状況や家族関係な

どを把握している可能性が高い．

3）インフォーマルな環境情報（友人，同僚，内縁，地域住民など）

　行政や介護サービスとつながっていなくても，インフォーマルな環境情報を活用し，地域で生活をしている患者は多数いる．公的な機関でなくても，必要に応じて友人，同僚，内縁，地域住民などに協力を依頼することで，意外な突破口が得られる可能性がある．

d 倫理委員会

　緊急に医療行為に関する判断を迫られているが代諾者がいない（みつからない）場合，医療・ケアに携わる多職種チーム（医師は複数の診療科参加が望ましい）が，患者にとって最善な医療方針をとることを基本（推定的承諾）として，該当医療機関の倫理委員会に諮り，承認/非承認を審議し，その経緯についてカルテに記録を残す．

▶ 実際の事例

　疾病は心不全に限定していないが，筆者らの施設で経験した該当事例について，臨床背景，特にMSW（メディカルソーシャルワーカー）が中心となって情報収集しながら対処・対応した経緯について提示したい．

a 70歳代，男性（多職種のチーム連携を活用した例）

　公衆浴場で卒倒し，心原性塞栓症で緊急入院．入院時から失語症，右片麻痺あり．入院2日目から意思疎通が図れない状態となった．患者の所持品では身元を確認できる物がなく，搬送時に患者が呼んでいた内妻の名前が唯一の手がかりであった．主治医から警察署へ連絡を取り調査を依頼するが，事件性がないため対応は難しいとの返答．その後，内妻への連絡と経済的課題の支援でソーシャルワーカーへ介入依頼があった．

　発見場所の地域包括支援センターへ連絡を取ったところ，内妻は難病で会話はできず，メールでのやり取りになるとのことであった．今後の治療を進めていくうえで，家族からの同意が必要になることをケアマネジャーから内妻へ伝えるが，内妻からの情報で実子がいることが明らかになった．ケアマネジャーから実子へ連絡を取り，入院3日目に実子とケアマネジャーが来院し本人確認．出血性梗塞

Ⅴ 倫理的問題

を併発し脳浮腫も強い状態となっていたため，主治医から救命するためには緊急で外減圧術，気管切開術などの処置が必要と説明を行うが，手術は行わず自然な形で看取りたいとの希望であった．

　背景には永年疎遠であったこと，手術をしても寝たきりになる可能性があり，介護などの対応は難しいとの要因があった．実子からソーシャルワーカーへ死亡退院後のこと（遺骨の引き取り）について相談があり，福祉活動を行っているNPO法人の住職へ相談し対応を依頼．入院7日目に死亡，実子とNPO法人がご遺体を引き取り，死亡退院となった．

ⓑ 70歳代，男性（倫理委員会を活用した例）

　A病院より腹部動脈瘤破裂疑いで救急搬送．当院到着時は痛みを訴えること以外の話ができる状態ではなく，主治医よりソーシャルワーカーへ介入依頼があった．搬送に同行していた友人と面談し，患者は就労していたこと，子どもはいるようだが疎遠で連絡がつく身寄りがないこと，いずれは施設入所を希望していたことなどがわかった．

　救急外来での検査の結果，感染性腹部大動脈瘤，前立腺膿瘍と診断，急変時の対応を含む治療方針の決定，親族の捜索，医療費の支払い，友人への患者情報の開示範囲の検討などが喫緊の課題として抽出された．急変のリスクが高いので，入院同日に複数の診療科の医師，看護師，ソーシャルワーカー，事務職が参加する臨床倫理委員会を開催．入院後の治療や急変時の対応は，医療者の判断で患者にとって最善を尽くすこと，医療費や身寄りの捜索は行政へ介入を依頼すること，友人には経過のみ説明すること，などの方針となった．

　入院2日目，行政へ生活保護の申請と身寄りの捜索を相談するも，身寄りの捜索の対応は困難との返答．住民票を取り，本籍地を確認して捜索するしかなく，費用も時間もかかるとのことだった．その後状態がある程度安定しB病院へ転院，当院とB病院のソーシャルワーカー間で引継ぎを行い，引き続きの加療と支援を依頼した．転院4日後，生活保護が決定し，その旨B病院ソーシャルワーカーへ連絡し，引継ぎを終結した．

ⓒ 70歳代，男性（成人後見人制度を活用した例）

　自宅での火災により，顔面・左上肢・右大腿部の熱傷で当院へ救急搬送．入院当初から「身寄りがいない」などの社会的な問題が表面化し，主治医からソーシャ

ルワーカーへ介入依頼が入った．

地域包括支援センターからの情報提供で，独居，自宅はゴミ屋敷状態であり，近隣住民とのトラブルが頻発していることがわかった．入院当初は易怒性が高く，メンタルヘルス科の介入で前頭側頭葉型認知症と診断された．徐々に精神状態は安定し，地域包括支援センターの職員とともに自宅への外出も可能になった．年金収入があり，経済的な問題はなかった．ただ身元引受人が不在であったため，本人了承のもと市長申し立てで成年後見制度の手続きを進めることになった．主治医の見解では「補佐（判断能力が不十分）」に該当．また急性期治療終了後は転院の同意を得ていた．

しかし，転院日を決めた日から強固に退院を拒否するようになり「大腿部に木片が入ったままの状態で退院させるのか」と意味不明な言動を繰り返すようになった．また定期的に行っていた輸血も一切拒否するようになり，病態悪化とともにADLは低下，同年6月に臨床倫理委員会で協議を行い，本人の意思を尊重し，症状の緩和を中心とした治療を継続する方針となった．

本人の言動はその後も変わることなく，数ヵ月後当院にて死亡．ソーシャルワーカーから市の社会福祉課へ遺体の引き取りを依頼．事後処理については，成年後見制度の手続き中に連絡の取れた姪に，市が対応を依頼した．

筆者らの施設における経験から，「現状と課題」，「対応策のいろいろ」，「ポイント」などを列記しながら解説を加えた．実際の事例では，それぞれの例が複合的な問題を含んでいること，それらに対する困難な対処・対応がなされ，重要かつ意義深いアウトカムをもたらしていることを認識していただければ幸甚である．

本項のテーマは，日本が迎えている超高齢社会の医療に表出している決してまれではない重要な課題である．

なお，本項の執筆にあたっては，当院の医療連携支援センター豊福尚子氏，松崎隆氏，飯島勝利氏に協力いただいた．

V 倫理的問題

POINT

- 認知機能障害がさほど重症でなく，理解力と意思能力（事理弁識能力：ある物事の実態やその考えられる結果などについて理解でき，自ら意思表示ができる能力）が保たれていれば，本人に懇切丁寧に説明をして同意を得るように努めることが重要である．
- 医療，介護，行政など，いろいろな面から情報収集しながら代諾者探索の対応をすることが必要になる．現場では，インフォーマルな環境情報（友人，同僚，内縁，地域住民など）が有益なことが多い．
- これらの経緯を患者のカルテに記述し，記録を残すことが重要である．この場合，医療者側の行為や説明だけでなく，患者や周りの第三者の言動も診療録に記載することに留意したい．
- 説明と同意（インフォームド・コンセント）は，医療者と患者側の両者が，互いに医療行為の科学性と倫理性を確認（承認）する重要な条件であるが，患者側がこれを理解できない，または代諾者がどうしてもいない（みつからない）場合には，多職種からなる倫理委員会において科学性と倫理性を基盤に，患者にとって最善の医療（推定的承認）として審議検討し，その経緯をカルテに記載を残す．

3 循環器疾患を合併する高齢者のエンドオブライフケア——どう考えて，どう対処する？

なぜ悩んでしまうのか？

- 循環器疾患以外の多疾病合併患者が多く，予後推定，治療の目的設定が困難である．
- 循環器疾患の多くを占める，心不全の経過は増悪，寛解を繰り返すため病状の理解が困難である．
- 認知機能低下をきたしていることも多く，意思決定支援に難渋する場合がある．

ズバリ解決!!

- 関連する用語（DNAR指示，POLST，ACP），ガイドラインについて知る．
- 予後の推定が困難であることを共有し，最期を見据えて生を支えるアプローチを行う．
- 推定意思を含めた本人の意思決定を支える姿勢で診療を継続する．
- 意思決定は状況によって変化することを許容する．

　医療の発展により，社会の高齢化は進み，心不全をはじめとする循環器疾患患者は増加の一途をたどっており，併存疾患も呼吸器疾患，整形外科疾患，認知症，悪性腫瘍など多岐にわたり，予後推定や治療の目的（寿命の延伸，QOLの向上など）の設定が困難な場合も多い．

　そのようななか，循環器疾患の多くを占める心不全の経過は突然死の可能性も含みながら増悪，寛解を繰り返すため病状の理解が困難であり，更に患者は認知機能低下をきたしていることも多く，意思決定支援に難渋する場合がある．

　しかし，本項で取り上げるような，用語の定義を共有し，人生の最終段階における医療の決定プロセスに関するガイドラインで述べられている方法論を共有することで，患者の意思に基づいたエンドオブライフケアの提供は十分に実現可能である．是非周囲の方と本項に述べる方法論を実臨床の場で実践頂きたい．

V 倫理的問題

▶ 用語の定義

ⓐ DNAR (Do Not Attempt Resuscitation) 指示 [1] (V-5 も参照)

　DNR 指示は心停止時以外の治療の差し控えや中止との混同がみられる現状があることが報告されている．

　あくまで，心停止時の指示であり，それ以外の差し控えや中止などの対応については後述する人生の最終段階における医療の決定プロセスに関するガイドライン [2] や救急・集中治療における終末期医療に関するガイドライン [3] を踏まえて議論することが望ましい．

　心肺蘇生処置 (CPR) の内容を一覧表として提示し，気管挿管はしないが胸骨圧迫は行う，昇圧薬は投与するが胸骨圧迫は施行しないなど CPR の一部のみを行う指示は Partial DNR 指示と呼ばれるが，心肺蘇生の目的は救命であり，不完全な心肺蘇生で救命は望むべくもなく，一部のみ実施する心肺蘇生は DNAR 指示の考え方とは乖離しており，実施するべきではない．

ⓑ POLST (生命維持治療に関する医師による指示書: Physician Orders for Life-sustaining Treatment) [4]

　POLST は事前指示の長い実践経験の延長上に米国で提唱された概念である．事前指示が同国においても十分に普及しておらず，更に医療・ケア・介護などの環境が変わる際や，病態が急変した際には事前指示所持の有無が不明で救急隊員が心肺蘇生を含むすべての応急処置を行うような場合もあり，そのような事前指示の持つ欠点を補完する目的で作成されたものである．いかなる医療環境であっても患者の治療およびケア方針を決定できるため，携帯用医療指示書と呼ばれる．

　POLST はヘルス・ケア・プロフェッショナル (医師を含む上級看護師，看護師，医師助手などの医療専門職を指すが医師に限定しない医療専門職) が1年以内に死亡しても驚かない重症・進行性疾患に罹患した患者あるいはフレイル状態にある個人が対象であり，医療専門職が個人の自発的意思に基づき，個人と相談して作成し，医療専門職の署名で有効となる医療指示書であるが，医師の署名および本人の署名は必須ではない．本人の意識がない場合は代理人が作成可能であり，救急隊員は DNAR 指示を含む POLST に従えばよく，日本のように心肺蘇生を開始したり，病院へ搬送したりする義務はない．POLST は病態あるいはフレイルの度

合いが変化するたびに見直す必要があり，医療・介護環境が変わっても使用可能であるため，居住・入院環境変化の都度見直しが必要である．

　そのような背景から，日本臨床倫理学会はDNAR指示を巡る臨床現場の混乱している状況の改善に向けて，2014年1月に「DNAR指示に関するワーキンググループ」を立ち上げ，日本版POLST(DNAR指示を含む)「生命を脅かす疾患に直面している患者の医療処置(蘇生処置を含む)に関する医師による指示書」作成指針を公表した．同学会は医師であれば誰でも使用可能な指示書として，医療機関での作成と指示に基づく医療処置の実践を推奨している[5]．

　一方で，米国でもPOLSTは医療費削減の道具である，必要な医療を制限している，偏見と差別を助長している，医師と患者の話し合いの場を奪うなど，その応用に対する根強い反対意見がある制度でもあり，更に日本においては前述のとおり，DNAR指示に関する臨床現場の混乱があり，日本集中治療学会が改めてDNARの考え方について警鐘をならしている[1]現状がある．POLST運用基盤は日本では脆弱であり，急性期医療領域で合意形成がないPOLSTを検証なく導入し運用することを危惧し，日本集中治療学会は2017年の時点でPOLSTの使用は推奨できないと結論している[4]．

　救急隊が事前指示に基づいて蘇生処置を実施しないことも2018年の時点では日本においては認められておらず，POLST運用に関しては法整備なども含めて慎重に議論されることが望ましい．現時点では次に示すACPの考え方を知り，意思決定支援を行っていくことが妥当であろうと考えられる．

ⓒ ACP（事前医療・ケア計画：Advance Care Planning）[6]

　ACPは，将来意思決定能力がなくなったときに備えて，あらかじめ自分が大切にしていること，治療や医療に関する意向，代理意思決定者などについて専門職種と話し合うプロセスである．結果としての事前指示作成が重要なのではなく，患者の価値観・人生観・死生観などを十分に理解した対話と交流を通じて，人生の最終段階のみならずそこにいたる医療・看護・介護・ケアのあり方を患者と関係する医療従事者が共有するプロセスが重視される．健康なときに代理意思決定者を選択し，専門職種とともに価値観を話し合い，病気に直面した際(推定予後1年が目安となるといわれている)に治療・ケアの目標や具体的な内容について話し合うことが推奨されている．病状，経験，医療・介護環境の変化などにより意思は変わりうるものであり，事前指示書では対応困難な部分を補完するプロセスを

V 倫理的問題

重視した概念である．

2012年に成立した社会保障制度改革推進法は，「人生の最終段階を穏やかに過ごすことができる環境を整備すること」を，必要な改革の措置としてあげており，2017年度厚生労働省委託事業「人生の最終段階における医療体制整備事業」として人生の最終段階における医療の決定プロセスに関するガイドラインに基づいた「意思決定支援教育プログラム（E-FIELD：Education For Implementing End-of-Life Discussion）」が作成され，医療相談員（医師，看護師，ソーシャルワーカーなど）の養成が推進されている．

▶ 人生の最終段階における医療の決定プロセスに関するガイドライン（図1）[2]

日本における，現時点での意思決定支援の拠り所となるガイドラインであり，上記のACPの概念が多く組み込まれている．図1に概要を示しているが，本人の意思決定を基本として方針決定をしていく流れが示されている．

決定が困難な場合には，救急・集中治療における終末期医療に関するガイドライン[3]でも示されている，複数の専門家で構成される話し合いの場（委員会など）へ助言を求めることも触れられている．

▶ 救急・集中治療における終末期医療に関するガイドライン[3]

2014年，日本集中治療医学会，日本循環器学会，日本救急医学会の3学会から合同ガイドラインが上梓された．その後，終末期は人生の最終段階と名称が変更されるが，本項ではそれ以前の名称として終末期をそのまま使用することとする．

「救急・集中治療における終末期」は，集中治療室などで治療されている急性重症患者に対し適切な治療を尽くしても救命の見込みがないと判断される時期と定義され，医療チームが慎重かつ客観的に判断を行った結果として，(1)不可逆的な全脳機能不全（脳死診断後や脳血流停止の確認後などを含む）であると十分な時間をかけて診断された場合，(2)生命が人工的な装置に依存し，生命維持に必須な複数の臓器が不可逆的機能不全となり，移植などの代替手段もない場合，(3)その時点で行われている治療に加えて，更に行うべき治療方法がなく，現状の治療を継続しても近いうちに死亡することが予測される場合，(4)回復不可能な疾病の末期，たとえば悪性腫瘍の末期であることが積極的治療の開始後に判明した場合に終末

3. 循環器疾患を合併する高齢者のエンドオブライフケア——どう考えて, どう対処する？

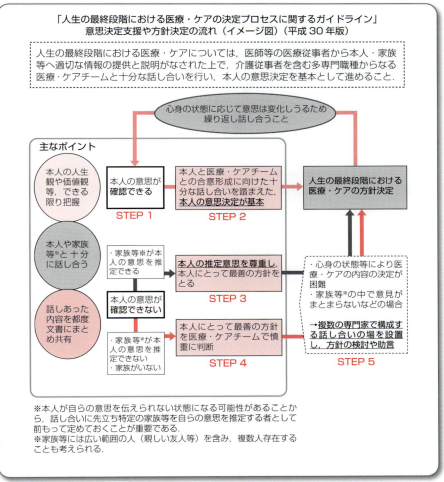

図1 人生の最終段階における医療の決定プロセスに関するガイドライン
(厚生労働省. 人生の最終段階における医療・ケアの決定プロセスに関するガイドライン (改訂 平成30年3月) http://www.mhlw.go.jp/stf/houdou/0000197665.html [2] より引用)

期であり, 提供されている医療が延命措置であると判断される.
　その場合の対応として, 医療チームは患者, 家族らの意思を鑑みて, すでに装着した生命維持装置や投与中の薬剤などへの対応として, ①現在の治療を維持する (新たな治療は差し控える), ②現在の治療を減量する (すべて減量する, または

V 倫理的問題

一部を減量あるいは終了する)，③現在の治療を終了する（すべてを終了する)，④上記のいずれかを条件付きで選択するなどが考えられる．救急・集中治療に直接携わる医療チームでの判断が困難な場合には施設内での臨床倫理委員会などでの検討も推奨されている．

　基本的な患者，家族らの意思を鑑みる過程は人生の最終段階における医療の決定プロセスに関するガイドラインに準ずることが望ましいものと考えらえる．

POINT

- DNAR 指示は心肺停止時に限定した指示であり，それ以外の判断は人生の最終段階における医療の決定プロセスに関するガイドラインで述べられている方法論に基づいてなされることが望ましい．
- 本項で述べた方法論は循環器疾患に限られたものではなく，高齢者に限ったものでもない．考える道筋を共有することで，患者の意思に基づいたエンドオブライフケアの提供は十分に実現可能である．

文献

1) 丸藤　哲．DNAR (Do Not Attempt Resuscitation) の考え方．日集中医誌 2017; **24**: 208-209
2) 厚生労働省．人生の最終段階における医療・ケアの決定プロセスに関するガイドライン（改訂 平成30年3月）　http://www.mhlw.go.jp/stf/houdou/0000197665.html （2019年3月閲覧）
3) 救急・集中治療における終末期医療に関するガイドライン〜3学会からの提言〜www.jsicm.org/pdf/1guidelines1410.pdf （2019年3月閲覧）
4) 丸藤　哲．生命維持治療に関する医師による指示書 (Physician Orders for Life-sustaining Treatment, POLST) と Do Not Attempt Resuscitation (DNAR) 指示．日集中医誌 2017; **24**: 216-226
5) 日本臨床倫理学会版 POLST (DNAR 指示を含む) 作成指針http://square.umin.ac.jp/j-ethics/workinggroup.htm （2019年3月閲覧）
6) NHS End of Life Care Programme publication supported by NCPC. Advance Care Planning: A Guide for Health and Social Care Staff. Feb 2007. Advance Care Planning.pdf

集中治療が必要な高齢者に対する侵襲的治療（人工呼吸器・機械的補助循環・人工透析など）をどう考える？

なぜ悩んでしまうのか？

- 急性期の重症患者を対象に治療にあたっている救急・集中治療においては，患者背景にかかわらず救命のために最善の治療や処置を行っている．
- そのようななかで適切な治療を尽くしても救命の見込みがない状況にいたることがある．
- 意思決定にあたり，患者・家族らの意思が揺れ動くことがある．
- 高齢者では慢性基礎疾患を複数有しており，侵襲的治療の合併症発症率が通常よりも高率と予想される．
- 社会的な公平性（高齢者の明確な定義が困難）や医療経済面からみた適正な高齢者の集中治療に対する統一した見解がない．

ズバリ解決!!

- 治療開始後適切な治療を尽くしていても救命の見込みがないと判断される場合には新たな治療の差し控え，現在の治療の減量および終了を状況に応じて検討されうる．
- これらの判断や対応は，主治医個人のみではなく，主治医も含む複数の医師と多職種におよぶ「医療チーム」の総意として行う．
- 侵襲的治療の開始にあたっては患者の意思を尊重する．

▶ 治療にあたって考えるべきことは？

　患者およびその代理意思決定者（多くの場合家族）に対して病状の説明とこれから行うべき治療に対する同意が必須である．一方集中治療の現場において急激な病状悪化，患者の意識障害，代理意思決定者の不在などにより十分な病状説明と治療に対する同意取得ができない場合も存在する．その場合目の前の患者の救命

V 倫理的問題

を優先し，高齢者であるからといって医療の差し控えは行うべきではない[1〜3]．一方，治療開始後適切な治療を尽くしていても救命の見込みがないと判断される場合には本人および代理意思決定者と十分に話し合ったうえでその対応を検討する．

▶ それぞれのケースごとに想定される状況

ⓐ 侵襲的集中治療開始時

①患者の意思を確認する時間が十分にある場合：それぞれの状況に応じてフローチャート（図1）に従って治療方針を決定する[3,4]．

②患者および代理意思決定者に意思を確認する時間が十分にない場合：心停止，呼吸不全の急激な進行時などでは，患者自身の救命を優先して治療を開始するべきである．

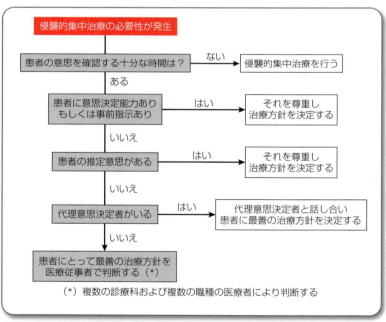

図1 侵襲的治療開始時の意思決定のフローチャート

ⓑ 高齢者に対する侵襲的集中治療の予後

　稲葉らは日本の三次救命センターに搬送されICUに入室した90歳以上の患者の転帰と予後を報告した．対象患者66名中，循環器疾患の患者は23％であり，65％の患者では気管挿管が行われた（腎代替療法を施行した患者はおらず，機械的補助循環を使用の有無は記載されていない）．この研究では生存退院率は71％，1年生存率が38％と報告されている[5]．

　一方カナダ24施設のICUに入室した80歳以上の患者1,671名の予後の検討では72％の患者で気管挿管，6％の患者で腎代替療法が行われ，生存退院率は65％であったと報告されている（循環器疾患の患者は24％）[6]．以上から後期高齢者，超高齢者においても適切な集中治療によって生存退院が可能であることが示されている．高齢に関する明確な定義は存在しないなかで，年齢によって集中治療の適応を決定するべきではなく個々のケースでそれぞれ適応を検討するべきであろう．

　ただし，高齢者において適切な侵襲的集中治療を尽くしても救命の見込みがないと判断される場合もしばしば経験される．

ⓒ 侵襲的集中治療開始後，適切な治療を尽くしても救命の見込みがないと判断される場合

　高齢者において侵襲的集中治療を開始後，適切な治療を尽くしても救命の見込みがないと判断されるケースではフローチャート（図2）に従って考える[3]．

　①代理意思決定者が積極的な治療を希望している場合

　あらためて「患者の状態が極めて重篤で，現時点での医療水準にて行いうる最良の治療をもってしても救命が不可能であり，現状以上の延命措置は患者の尊厳を損なう可能性がある」旨を平易な言葉で家族らに伝え，家族らの意思を再確認する．家族らの意思の再確認までの間は現在の措置を維持することを原則とする．

　②代理意思決定者が延命措置の中止を希望する場合

　患者にとって最善の対応をするという原則に従い，家族らと複数回協議する．その結果延命措置を差し控える方法を選択する．

　③代理意思決定者が存在しないもしくは接触できない場合

　患者にとって最善の治療方針を複数の医療者によって判断する．その際には医師を含む多職種におよぶ医療者が意思決定に参加することが望ましい．

V 倫理的問題

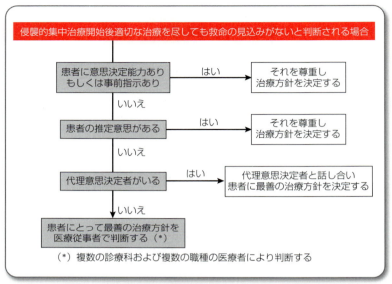

図2 侵襲的集中治療開始後，適切な治療を尽くしても救命の見込みがないと判断される場合の意思決定のフローチャート

POINT

- 基本的には患者の意思（意識がないなどの場合は事前意思）が優先され，次に家族による患者の推定意思，代理意思決定者の意思の順で優先される．
- 退院困難が予想される患者の存在や，皆が集中治療を希望するわけではないことなど考慮すべき点が多数あるのは事実である．
- 一方で高齢者であったとしても侵襲的集中治療の後に退院し，1年後も生存しているものが少なからずいる．
- 侵襲的集中治療の適応に年齢の要項はなく，高齢であることのみで侵襲的集中治療の適応から外れることがないように留意する必要がある．

4. 集中治療が必要な高齢者に対する侵襲的治療（人工呼吸器・機械的補助循環・人工透析など）をどう考える？

▌文献▐

1) 氏家良人．超高齢者のICU適応をどのように考えるか？ 日集中医誌 2016; **23**: 543-545
2) Crippen DW. Very Elderly Patients in the ICU: Should There Be a Line in the Sand? Crit Care Med 2015; **43**: 1527-1528
3) 救急・集中治療における終末期医療に関するガイドライン～3学会からの提言～ www.jsicm.org/pdf/1guidelines1410.pdf（2019年3月閲覧）
4) 公益財団法人長寿科学振興財団．終末期の意思決定ガイドライン https://www.tyojyu.or.jp/net/index.html（2019年3月閲覧）
5) 稲葉基高ほか．救命救急センターにおける90歳以上の超高齢者に対する集中治療の意義．日集中医誌 2016; **23**: 561-566
6) Heyland D et al. The Very Elderly Admitted to ICU: A Quality Finish? Crit Care Med 2015; **43**: 1352-1360

V 倫理的問題

5 DNARの考え方は？

なぜ悩んでしまうのか？

- DNAR指示によって施行を控える医療行為の内容が曖昧である．
- 患者本人に意思能力が失われている場合が多い．
- DNAR指示を考慮するタイミングがわからない．

ズバリ解決!!

- DNARの本来の意味は心停止時に心肺蘇生行為を行わないことである．
- DNAR指示は，医療従事者によって大きく解釈が異なることがあるため，個々の治療行為の施行の可否に関して，診療録にわかるように記載しておく．
- 患者本人に認知症などで意思能力がない場合，患者本人にとって最善の判断ができるよう家族などの代理判断者と医療ケアチームで繰り返し話し合いを行い，適切な合意形成のもとにDNAR指示の判断を行う．
- 心機能の低下が高度な場合など心停止時の蘇生が困難なことが予想される場合は，外来受診時や心不全入院の際にDNAR指示について話し合っておく．

▶ DNAR指示の定義と注意点

ⓐ DNAR指示とは？

Do Not Attempt Resuscitation（DNAR）指示は患者が心停止状態となったときに蘇生の可能性がほとんどなく死は避けられないと思われる場合，患者の自己決定の権利に基づき，心停止時に心肺蘇生（cardio pulmonary resuscitation：CPR）をしないという事前指示に従い，CPRを差し控えるという医師の指示である．

1960年代から，心停止に対するCPRの有効性が報告されはじめ，徐々にCPRは心停止患者に対する標準手技となった．一方で，がんの終末期など心停止時にCPRを行っても蘇生の可能性が低く，患者の利益とならないと思われるような状

表 1　AMA の DNAR 指示に関するガイドライン（1991）

- CPR の実施を基本前提とする
- 心停止の可能性について事前に患者と話し合う
- 意思決定が不可能な患者の場合，DNAR 指示は患者の意向や最善の利益に基づいて決定する
- 医師は，患者または代行判断者の意向を尊重する
- 心肺機能の回復が望めない場合は，蘇生処置を無益と判断する
- DNAR 指示は診療録に記載する
- DNAR 指示は CPR 以外の治療方針に影響を与えてはならない
- DNAR 指示に関連するすべての者が繰り返し，その妥当性を繰り返し評価すること

(American Medical Association, Council on Ethical and Judicial Affairs. JAMA 1991; 265: 1868-1871 [1] を参考に作成)

況でも CPR が行われる状況も発生するようになった．

そのようななか，1974 年には米国医師会（American Medical Association：AMA）「死が近いうちに予想される不可逆性の終末期疾患においては，CPR の適応とならないケースもあること」がすでに言及されている．1991 年には AMA から DNAR 指示に関するガイドラインが制定されるなど，その歴史は長い（表 1）．

ⓑ DNAR 指示は CPR 以外の治療方針に影響を与えてはならない

本来，DNAR 指示に基づいて CPR 以外の治療行為の差し控えや中止は行ってはならない．

しかし，実臨床では DNAR 指示は医療従事者によって大きく解釈が異なることが知られている．DNAR 指示があれば侵襲的治療はもとより輸血などの一般的な治療についても差し控えるべきだと解釈されていることもある．

終末期医療における他の延命措置（人工呼吸器装着，人工透析，昇圧薬などの薬剤使用）に対する事前指示と DNAR 指示の混同が臨床現場における混乱の大きな原因となっている．

特に循環器診療においてはショックに対する機械的循環補助や，心停止時以外の電気的除細動，昇圧薬および抗不整脈薬投与などの指示が DNAR 指示と混同されやすい．

日常臨床において DNAR 指示の運用は大きな混乱を伴っており，日本集中治療学会は 2017 年に DNAR 指示のあり方について勧告を行っている（表 2）．

V 倫理的問題

表2 DNAR指示のあり方についての勧告：日本集中治療学会2017

- DNAR指示は心停止時のみに有効である．CPR開始以外は集中治療室入室を含めて通常の医療・看護については別に議論すべきである．
- DNAR指示にかかわる合意形成は終末期医療ガイドラインに準じて行うべきである．
- DNAR指示の妥当性を患者と医療ケアチームが繰り返して話し合い評価すべきである
- Partial DNARは行うべきではない．
- DNAR指示は日本版POLST - Physician Orders for Life Sustaining Treatment -（DNAR指示を含む）「生命を脅かす疾患に直面している患者の医療処置（蘇生処置を含む）に関する医師による指示書」に準拠して行うべきではない
- DNAR指示の実践を行う施設は，臨床倫理を扱う独立した病院倫理委員会を設置するよう推奨する

（日本集中治療医学会．日集中医誌 2017; 24: 208-209 [3]より許諾を得て転載）

▶ 高齢者の循環器診療におけるDNAR指示の問題点と解決法

問題点 ①DNAR指示によって施行を控える医療行為の内容が曖昧である

解決法

➡ DNAR指示だけでは混乱を生むため詳細をわかるようにしておく

- 前述のように，DNAR指示という言葉が本来の意味必要に広く捉えられ，医療従事者が個々にその意味を解釈している可能性が高い．診療録にDNAR指示と記載するだけでは不十分であり，CPRの可否はもとより心停止前の治療行為について，細かく方針を記載し医療チーム内で方針を統一しておく必要がある．

➡ Partial DNAR指示は使用しない

- Partial DNAR指示とは心停止時のCPR内容を更に構成要素（胸骨圧迫，気管挿管，薬剤投与，電気的除細動など）に分割し，そのなかから患者が希望する項目のみを心停止時に行うという概念である．前述のようにDNAR指示という言葉さえ，日常臨床での運用に混乱が生じており，CPRの施行内容を細かく規定するPartial DNAR指示は更なる混乱を生む可能性が高い．また，不十分なCPRを患者に行うことは十分な効果を期待できない可能性が高い．以上より，Partial DNAR指示は使用すべきでない．

問題点 ②患者本人に意思能力が失われている場合が多い

- DNAR指示は原則として，患者本人が病状に対する十分な理解のもと複数の職種から構成される医療ケアチームと患者本人との話し合いのうえで，本人の意向に基づき医師が指示するのが本来の形である．しかし，高齢者では認

5. DNARの考え方は？

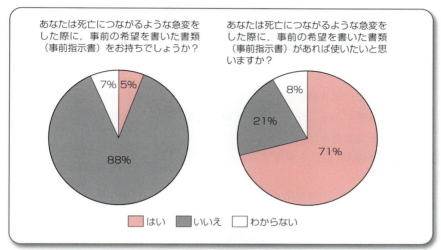

図1 循環器科に通院する患者に対する急変対応に関するアンケート調査結果（N＝961）
（日本循環器学会 循環器救急医療・災害対策委員会 循環器救急医療制度小委員会より資料提供）

知症やフレイルなどで本人に自分が受けることができる医療ケアの内容を理解したうえでそれを受けるか受けないかを判断する，いわゆる意思能力がすでに失われていることも多い．自身が意思能力を失う前に明確な事前指示や，リビングウィルを残している高齢者は少ない（図1）．

- 患者本人に意思能力が失われている場合，医療ケアチームは家族などの代理判断者とともにDNAR指示の判断を行うことが多い．本人の人生観や価値観を考慮しながら本人の意思を類推に基づいた判断が望ましいが，困難なことも多い．

解決法

➡ 可能な限り患者の意思を反映できる話し合いの場をつくる

- 医療ケアチームは，本人の意思の類推に基づいた本人にとって最善と思われる方針を第一にすることを強調し，適切な話し合いの場をつくることが必要である．
- 多くの場合は家族が代理判断者となるが，本人の意思にかかわらず，介護による疲労などで家族がDNAR指示を希望される場合や，財産処理や年金受給の問題でDNAR指示を希望されない場合もあるため注意が必要である．代理

Ⅴ 倫理的問題

判断が適切かどうか医療ケアチームは慎重に判断することが重要である.
- どうしても医療ケアチームと代理判断者の意見が別れ，合意が得られない場合，医療倫理に精通した第三者を話し合いに加えるなどの対応が必要になることもある.
- 家族などの代理判断者が存在しないケースでは患者の意思を類推することは非常に困難である．患者にとって何が最善の選択肢かを基準に，より慎重な判断が必要である.

問題点 ③DNAR 指示を考慮するタイミングがわからない

解決法
➡ 心停止時の蘇生困難が予想される場合は話し合いを始めておく
- 短期間での心不全入院を繰り返す低心機能例や，重度の弁膜症による心不全で手術適応があってもフレイルや他臓器の問題で手術施行が困難である場合など，心停止時に蘇生の可能性が低いことが予想される場合，患者もしくは家族などの代理判断者と DNAR 指示について話し合いを始める必要がある. 図1のように自身の急変時の対応について明確な希望はあるが，その明示の仕方がわからないといった患者も多い．心不全入院時や，外来でも経過が思わしくない場合には早めに DNAR 指示を含む事前指示について話し合いを行い，対応を決めておくことが患者の利益につながる.
- 病状についての十分な理解のもと，DNAR 指示は心停止時の CPR 以外のすべての医療行為に影響を与えないことを強調し，合意形成を行うことが重要である.

POINT
- DNAR 指示とは心停止時に CPR を行わない指示であり，他の治療行為の可否には影響を与えない.
- 循環器診療では状態悪化の機械的循環補助や強心薬使用の可否など，DNAR 指示と混同しやすい要素が多いため，対応を明確に診療録に記載しておく.
- 家族などの代理判断者と DNAR 指示について話し合いを行う場合，代理判断者が適切に患者の意思を反映しているか慎重な判断が必要.
- DNAR 指示などの事前指示について，話し合いを急変前に行っておくことが患者の利益につながる.

■文献■

1) American Medical Association, Council on Ethical and Judicial Affairs. Guidelines for the appropriate Use of Do-Not-Resuscitate Orders. JAMA 1991; **265**: 1868-1871
2) 箕岡真子．蘇生不要指示のゆくえ―医療職者の為のDNARの倫理．ワールドプランニング，2012
3) 日本集中治療医学会．Do Not Attempt Resuscitation（DNAR）指示のあり方についての勧告．日集中医誌 2017; **24**: 208-209
4) 日本集中治療医学会倫理委員会．生命維持治療に関する医師による指示書（Physician Orders for Life-sustaining Treatment, POLST）とDo Not Attempt Resuscitation（DNAR）指示．日集中医誌 2017; **24**: 216-226
5) 日本集中治療医学会倫理委員会．DNAR（Do Not Attempt Resuscitation）の考え方．日集中医誌 2017; **24**: 210-215

V　倫理的問題

6　循環器専門医が考えなければいけない緩和医療とは？

なぜ悩んでしまうのか？

- 高齢者医療におけるQOLの目標がわからない．
- 循環器疾患の終末期医療と緩和ケアは，患者本人・家族・医療チームで一様でない．
- 循環器疾患の終末期医療の特徴は，増悪と寛解を繰り返す慢性疾患（心不全［心筋症，弁膜症，虚血性］，不整脈，腎疾患などの疾患）と突然終末期を迎える循環器緊急症（脳卒中，急性心筋梗塞，急性心筋炎，大動脈解離，急性肺血栓塞栓など）に二分される[1]．

ズバリ解決!!

- 緩和医療とは，生命を脅かす疾患の終末期において，その苦痛を緩和し患者や家族の現在のQOLを最大限まで高めることを目標とする医療行為である．しかし，増悪と寛解を繰り返す慢性循環器疾患に対する緩和ケアは，その導入の時期が議論されている．
- 日本の終末期医療の提言（ガイドライン）は，3学会；日本救急医学会[2]・日本集中治療学会[3]・日本循環器学会[1] から，それぞれ報告された．
- 日本救急医学会・日本集中治療医学会・日本循環器学会の3学会は合同で，2014年11月「救急・集中治療における終末期医療に関するガイドライン」を統合し報告した[4]．

▶ 循環器疾患の終末期医療とは？[1〜4]

緩和医療を施行する場合，循環器疾患の終末期を考慮する必要がある（図1）．
循環器疾患における終末期医療に関する提言では，循環器疾患の末期状態（end-stage）とは最大の薬物療法でも治療困難な状態，終末期（end-of-life）とは死が間近に迫り治療の可能性がない状態と定義している（表1）[1,4,5]．

6. 循環器専門医が考えなければいけない緩和医療とは？

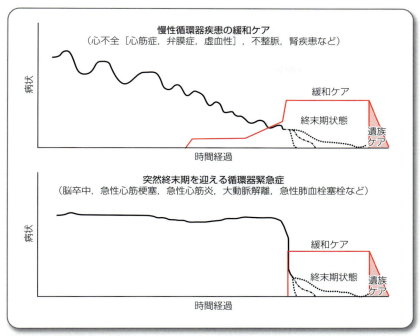

図1 循環器疾患の緩和ケア
（文献1〜4を参考に作成）

表1 緩和ケアが必要とされる終末期心不全（2016 ESCガイドライン）
- 進行性の身体的・精神的機能低下を認め，日常生活のほとんどに介助を要する
- 適切な薬物・非薬物治療を行っているにもかかわらず，QOLの著しい低下を伴う重症心不全
- 適切な治療にもかかわらず，頻回の入院あるいは重篤な悪化を繰り返す
- 心移植や補助人工心臓の適応がない
- 心臓悪液質
- 臨床的に終末期に近いと判断される

　慢性循環器疾患では，増悪と寛解により入退院を繰り返すようになり，徐々に終末期を迎える状態となる．この場合，今後の治療手段（適応決定）や見通し，終末期・緩和ケアのことを十分に説明相談し意思確認ができる時間がある．
　しかし，慢性循環器疾患の緩和ケア導入の時期を見極めることはしばしば困難であり，終末期を含めた将来の状態の変化に備えるためのアドバンス・ケア・プランニングが重要とされている（表2）．アドバンス・ケア・プランニングとは，

243

V 倫理的問題

表2 終末期心不全における緩和ケアの推奨とエビデンスレベル

推奨	［推奨クラス（有効・有用）］
・意思決定能力が低下する前に，あらかじめ患者や家族と治療や療養について対話するプロセスであるアドバンス・ケア・プランニングの実施 ・原疾患や合併症に対する治療の継続と，それらに伴う症状の緩和	I：エビデンスがある，または見解が広く一致
・多職種チームによる患者の身体的，心理的，精神的な要求に対する頻回の評価	II：エビデンスがあるも見解に不一致あり

　意思決定能力が低下する前に患者や家族が望む治療と生き方を医療者が共有し，事前に対話しながら計画するプロセス全体を指す．実施を考慮すべき時期としては，1年ごとの定期外来および入院後の臨床経過において再評価を促す節目となる出来事があった場合の退院前が推奨されている[4,5]．

　一方，突然終末期を迎える循環器緊急疾患の多くは，蘇生や救命のために人工呼吸器などの生命維持装置や医療機器，治療，措置などが優先され，患者は一部の例外を除いて意識が低下し，自らの意思表示が不十分またはできない状態にある．このような状況下においては患者家族や関係者などもその事態や終末期を受け入れる余裕はなく，冷静な判断ができないことが多い．更に，患者家族や関係者などが特定できない，あるいは存在しない場合もしばしばである．そのようななかで，「救命不能だが，直ちに心停止にはいたらない」という状態が発生し，結果として患者本人の尊厳を損なうことが少なくない．しかし，救命不能であることを理由にそれらの措置を直ちに控える判断は困難で，その結果，患者家族やその関係者などの悲嘆は更に大きくなり，また人生の終末期を看取ることを願う医療スタッフにとっても大きな困惑の原因となる．かかる状況下での緩和ケアは，その開始時期・内容は一様でなく，絶えず変更がありえる[1〜5,8]．

▶ 循環器緊急疾患で突然終末期を迎える状況 [1〜4]

　救急・集中治療における終末期には様々な状況がある．医療チームが慎重かつ客観的に判断を行った結果として，①〜④のいずれかに相当する場合が多い．
　①不可逆的な全脳機能不全（脳死診断後や脳血流停止の確認後などを含む）であると十分な時間（少なくとも3日超）をかけて診断された場合．
　②生命が人工的な装置に依存し，生命維持に必須な複数の臓器が不可逆的機能不全となり，移植などの代替手段もない場合．

③その時点で行われている治療に加えて，更に行うべき治療方法がなく，現状の治療を継続しても近いうちに死亡することが予測される場合．
④回復不可能な疾病の末期，たとえば悪性腫瘍の末期であることが積極的治療の開始後に判明した場合．

▶ 循環器疾患における終末期医療と緩和ケアの対応 [1~8]

　医療チームは患者および患者の意思をよく理解している家族や関係者(以下，家族ら)に対して，患者の病状が絶対的に予後不良であり，治療を続けても救命の見込みがまったくなく，これ以上の措置は患者にとって最善の治療とはならず，かえって患者の尊厳を損なう可能性があることを説明し理解を得る．終末期医療 [1~4] を理解した患者とその家族らに対して，その苦痛を緩和し患者や家族の現在のQOLを最大限まで高めることを目標とした緩和ケア [1,5~19] を説明する．
　医療チームによる患者，家族らの意思やその有無についての判断については「Ⅴ-4. 集中治療が必要な高齢者に対する侵襲的治療(人工呼吸器・機械的補助循環・人工透析など)をどう考える？」参照．

▶ 延命措置についての選択肢 [1~5]

　一連の過程において，すでに装着した生命維持装置や投与中の薬剤などへの対応として，
①現在の治療を維持する(新たな治療は差し控える)．
②現在の治療を減量する(すべて減量する，または一部を減量あるいは終了する)．
　以下の選択肢が想定される．
- 人工呼吸器，ペースメーカー(植込み型除細動器の設定変更を含む)，補助循環装置などの生命維持装置を終了する．(注)このような方法は，短時間で心停止となることもあるため状況に応じて家族らの立会いの下に行う．
- 血液透析などの血液浄化を終了する．
- 人工呼吸器の設定や昇圧薬，輸液，血液製剤などの投与量など呼吸や循環の管理方法を変更する．
- 心停止時に心肺蘇生を行わない．

V 倫理的問題

　上記のいずれを選択する場合も，患者や家族らに十分に説明し合意を得て進める．延命措置の差し控えや減量および終了などに関する患者や家族らの意向はいつでも変更できるが，状況により後戻りできない場合があることも十分に説明する．
　③現在の治療を終了する（すべてを終了する）．
　④上記のいずれかを条件付きで選択する
　などが考えられる．
　この間，患者の苦痛を取るなどの緩和的な措置は継続するが，筋弛緩薬投与などの手段により死期を早めることは行わない[1~19]．

▶ 日本の循環器疾患の終末期医療と緩和ケア

　2006年6月がん対策基本法（平成18年法律第98号）が制定され，厚生労働省はよりいっそう推進することを目的に，がんに対する緩和ケアの検討会が発足した．
　2017年の検討会資料では循環器疾患などの緩和ケアについても報告されたが，今後の対策についてワーキンググループなどを設置して検討すべきとした．

▶ 循環器疾患の終末期医療・緩和ケアに関する診療録記載について[1~5]

ⓐ 診療録記載の基本

　担当する医師らは基本的事項について確認し，的確，明瞭に記載する．
　また，後に検証を受けた際などにも，医療チームによる方針の決定，診療のプロセスなどが，医療倫理に則り妥当なものであったといえる記載に心がける．
　①医学的な検討とその説明
　　（ⅰ）終末期であることを記載する．
　　（ⅱ）説明の対象となる家族らとその範囲などを記載する．
　　（ⅲ）上記（ⅰ）について家族らに説明した内容（緩和ケアを含む）を記載する．
　　（ⅳ）上記（ⅲ）に際して家族らによる理解や受容の状況を記載する．
　②患者の意思（緩和ケアを含む）について
　　（ⅰ）患者の意思，または事前意思の有無を記載する．
　　（ⅱ）上記（ⅰ）がないか不明な場合は，家族らによる推定意思を記載する．
　③終末期と緩和ケアへの対応について
　　（ⅰ）患者の意思，または事前意思の内容を記載する．

（ⅱ）家族らによる推定意思を記載する．
　（ⅲ）家族らの意思を記載する．
　（ⅳ）患者にとって，最善の選択肢についての検討事項を記載する．
　（ⅴ）医療チームのメンバーを記載する．
　（ⅵ）法律・ガイドライン・社会規範などについての検討事項を記載する．
④状況の変化とその対応について
　（ⅰ）上記③-（ⅰ）の変更について記載する．
　（ⅱ）上記③-（ⅱ）の変更について記載する．
　（ⅲ）上記③のその他の変更について記載する．
⑤治療および方針決定のプロセスについて
　（ⅰ）いわゆる5W1H（いつ，どこで，誰が，なぜ，何を，どのように）を記載する．
　（ⅱ）以上の結果について記載する．

▶ 医療チームの役割 [1〜5]

　救急・集中治療に携わる医療チームは，その専門性に基づき，医療倫理に関する知識や問題対応に関する方法の修得をすることが求められる．終末期状況下でも，患者家族らが最善となる意思決定ができ，患者がよりよい最期を迎えるように支援することが重要である．そのために医療チームは，家族らとの信頼関係を維持しながら，家族らが患者の状況を理解できるよう情報提供を行う必要がある．また，家族の一人を喪失することに対する悲嘆が十分に表出できるように支援する．終末期の家族ケアの詳細については「集中治療における終末期患者家族へのこころのケア指針」[3] などを参考にする．

▶ 主な症状と対処法 [5〜19]

ⓐ 呼吸困難

　治療抵抗性の呼吸困難に対しては，少量のモルヒネなどオピオイドの有効性ならびに安全性が報告されている[5,9,10]．ただし，悪心・嘔吐，便秘などの副作用や，高齢者ならびに腎機能障害患者における過量投与には十分な注意が必要であり，呼吸抑制もまれではあるが生じる可能性がある．

V 倫理的問題

ⓑ 疼痛

非ステロイド抗炎症薬(NSAIDs)は，末期心不全患者において腎機能障害の悪化や体液貯留の増悪のリスクがあるため，できるだけ使用を控える．非麻薬性鎮痛薬としてはアセトアミノフェンが推奨され，コントロールが困難な場合にはオピオイドの追加投与が考慮される．

ⓒ 全身倦怠感

低心拍出以外に，抑うつ，甲状腺機能低下症，貧血，利尿薬過量投与，電解質異常，睡眠時無呼吸，潜在性感染症などの有無を検索のうえ必要な治療介入を行う．薬物療法が奏効しないことが多く，エネルギー温存療法などの非薬物療法が有効な場合がある[5, 12]．

ⓓ 抑うつ・不安，せん妄

「Ⅳ-3. 入院中のうつ・せん妄はどうすれば予防できるか？」参照．

ⓔ 苦痛

緩和困難な苦痛を伴う患者に対する最終手段として，ベンゾジアゼピン系薬剤のミダゾラムが適切な量で使用される場合がある．

POINT
- 生命(人生)を尊重し，死ぬことをごく自然な過程であると認める．
- 患者のQOL(人生の質，生活の質)を高める．
- 死を早めたり，引き延ばしたりしない．
- 患者が人生をできる限り積極的に生きていけるように支える．
- 延命を目指すそのほかの治療を行っている段階でも，それに加えて緩和ケアを行ってよい．

文献
1) 循環器疾患における末期医療に関する提言(JCS 2010)
   http://www.j-circ.or.jp/guideline/pdf/JCS2010_nonogi_h.pdf (2019年3月閲覧)
2) 日本救急医学会. 救急医療における終末期医療に関する提言(ガイドライン), 2007

http://www.jaam.jp/html/info/info-20071116.pdf（2019 年 3 月閲覧）
3） 日本集中治療医学会．集中治療領域における終末期患者家族のこころのケアの指針，2006　http://www.jsicm.org/pdf/110606syumathu.pdf（2019 年 3 月閲覧）
4） 救急・集中治療における終末期医療に関するガイドライン～3 学会からの提言～ www.jsicm.org/pdf/1guidelines1410.pdf（2019 年 3 月閲覧）
5） 急性・慢性心不全診療ガイドライン（2017 年改訂版） www.j-circ.or.jp/guideline/pdf/JCS2017_tsutsui_h.pdf（2019 年 3 月閲覧）
6） Allen LA et al. Decision making in advanced heart failure: a scientific statement from the American Heart Association. Circulation 2012; **125**: 1928-1952
7） Ponikowski P et al. Authors/Task Force Members. 2016 ESC Guidelines for the diagnosis and treatment of acute and chronic heart failure: The Task Force for the diagnosis and treatment of acute and chronic heart failure of the European Society of Cardiology (ESC)Developed with the special contribution of the Heart Failure Association (HFA) of the ESC. Eur Heart J 2016; **37**: 2129-2200
8） Gibbs JS et al. Living with and dying from heart failure: the role of palliative care. Heart 2002; **88** (Suppl): ii36-ii39
9） Johnson MJ et al. Morphine for the relief of breathlessness in patients with chronic heart failure--a pilot study. Eur J Heart Fail 2002; **4**: 753-756
10） Williams SG et al. Safety and potential benefits of low dose diamorphine during exercise in patients with chronic heart failure. Heart 2003; **89**: 1085-1086
11） Evangelista LS et al. Pain and heart failure: unrecognized and untreated. Eur J Cardiovasc Nurs 2009; **8**: 169-173
12） Schaefer KM et al. Fatigue associated with congestive heart failure: use of Levine's Conservation Model. J Adv Nurs 1993; **18**: 260-268
13） Sherwood A et al. Relationship of depression to death or hospitalization in patients with heart failure. Arch Intern Med 2007; **167**: 367-373
14） Fosbøl EL et al. Prognosis in heart failure and the value of β-blockers are altered by the use of antidepressants and depend on the type of antidepressants used. Circ Heart Fail 2009; **2**: 582-590
15） O'Connor CM et al. SADHART-CHF Investigators. Safety and efficacy of sertraline for depression in patients with heart failure: results of the SADHART-CHF (Sertraline Against Depression and Heart Disease in Chronic Heart Failure) trial. J Am Coll Cardiol 2010; **56**: 692-699
16） May HT et al. Depression after coronary artery disease is associated with heart failure. J Am Coll Cardiol 2009; **53**: 1440-1447
17） Angermann CE et al. MOOD-HF Study Investigators and Committee Members. Effect of Escitalopram on All-Cause Mortality and Hospitalization in Patients With Heart Failure and Depression: The MOOD-HF Randomized Clinical Trial. JAMA 2016; **315**: 2683-2693
18） Milani RV, Lavie CJ. Impact of cardiac rehabilitation on depression and its associated mortality. Am J Med 2007; **120**: 799-806
19） Tu RH et al. Effects of exercise training on depression in patients with heart failure: a systematic review and meta-analysis of randomized controlled trials. Eur J Heart Fail 2014; **16**: 749-757

V 倫理的問題

Column

【膝痛を持つ患者への運動指導は？】

　高血圧症や糖尿病の患者から相談を受けることがある．「歩け歩けといわれるけど，膝が痛くて歩けない．」得てして，そういう患者ほど肥満である．自重を支えきれず，すでに軟骨が変性してすり減ってしまっている変形性膝関節症の患者が多い．そういった患者たちは，歩行で体重がかかるたびに疼痛が出るため，歩きたがらない．そのような患者には体重のかからない形での膝の可動域訓練と，筋力訓練が推奨される．特に時間を取る必要はない．1日に10分多く，生活習慣のなかに組み込む形でからだを動かすことがよい．

　①入浴中の湯船のなかでの膝の曲げ伸ばし運動：浮力により体重の負担がかからず，関節の柔軟性を高めることができる．温めることにより，痛みの閾値が上がって，あまり痛くなく運動できる効果もある．筋肉がリラックスすることによる除痛効果も得られる．

　②床に座った状態での膝の伸展運動：ひざ下にクッションやタオルを入れてそれを潰すような運動をするとよい．大腿四頭筋が鍛えられるのと，膝後方の関節包，軟部組織を伸ばす効果がある．大腿四頭筋の筋力アップは膝痛の改善に有効である．椅子に腰かけて，足をぶらぶらとする振り子運動や，踵を10cmほど浮かして静止させる運動が効果的である．痛みの出ない範囲でやっていただくのがよい．

　また，日本整形外科学会ではロコモティブ・シンドロームを2007年より提唱している．そのなかでお勧めしているトレーニングにロコトレがある．ひとつは開眼片脚立ち訓練，もうひとつはスクワットである．https://locomo-joa.jp/check/locotre/を参考にしていただきたい．

　どのような運動でもすぐに効果が出るわけではない．2〜3ヵ月は継続していただけるようにすることが肝要である．疼痛がやわらぐ形で効果がでてくれたらしめたものである．そのうちに運動することが好きになってくれれば，循環器疾患にもよい影響が出てくるのではないだろうか．それでも膝の痛みがとれなくて運動できない場合はどうしたらよいか．整形外科を受診するよう勧めたほうがよい．手術療法も視野に入れた適切な治療を提案してくれることであろう．

索引

欧文索引

A
ADL 評価　16
Advance Care Planning（ACP）　227
appropriate use criteria（AUC）　61
automated office blood pressure（AOBP）　47
AWGS　9

B
BAV（balloon aortic valvuloplasty）　97

C
CABG　62
CardioMEMS　210
Cardiovascular Health Study（CHS）　3
CHA_2DS_2-VASc スコア　72
$CHADS_2$ スコア　72
CHAMPION 試験　210
CKD　56
comprehensive geriatric assessment（CGA）　13, 50

D
direct oral anticoagulants（DOACs）　70
Do Not Attempt Resuscitation（DNAR）　226, 236

E
EWGSOP　8

F
frailty　2
Fushimi AF Registry　71

G
Gill index　7

H
Harris-Benedict の計算式　134
HAS-BLED スコア　72
Health Aging and Body Composition（Health ABC）Study　7
HFpEF　169
HFrEF　169

J
J-CHS　3
J 型現象　47

M
Mini Nutritional Assessment（MNA）　19
MMSE　33

N
nasal continuous positive airway pressure（nCPAP）　91
NPC/N　139

O
optimal medical therapy（OMT）　61
ORBITA 試験　67

251

索引

P

PCI　62
Physician Orders for Life-sustaining Treatment（POLST）　226
polysomnography（PSG）　91
presbyphagi　141

R

ready-to-hung（RTH）　139
repetitive saliva swallowing test（RSST）　26

S

SPRINT 研究　58

T

TAVI（transcatheter aortic valve implantation）　97

和文索引

あ

足のむくみ　164
足白癬　149
圧痕　167
アパシー　178
安定狭心症　35

い

医療面接　29
インフォームド・コンセント　220

う

うつ　176
運動療法　53

え

栄養介入　111
栄養管理　133
栄養状態　18
嚥下機能低下　185
嚥下機能評価　24
エンドオブライフケア　225
塩分摂取量　120
延命措置　245

お

オーラルフレイル　141
オレキシン受容体作動薬　95

か

介護施設　195
改訂水飲みテスト　27
外来管理　190
簡易栄養状態評価票　19
冠動脈血行再建術　62
冠動脈バイパス術　62
がんのスクリーニング　115

き

急性冠症候群　34
虚血性心疾患　34, 61

け

頸静脈怒張　209
経皮的冠動脈インターベンション　62
経鼻的持続気道陽圧　91
血液透析　170
血管石灰化　172
血糖コントロール目標　52
減塩　58, 120

こ

降圧目標　46, 57
降圧薬　48, 58
抗凝固療法　69
高血圧　44
高齢者総合機能評価　50
誤嚥性肺炎　140
こむら返り　91
コルチゾール　83

さ

在宅ケア　195
サルコペニア　8, 110, 196

し

シックデイ　71
至適薬物療法　61
社会福祉協議会　220
重症虚血肢　147
終末期医療　242
受診中断　215
小球性貧血　79
食事療法　53
褥瘡　150
侵襲的集中治療　232
心臓リハビリテーション　108, 168
心不全　5, 173, 205
心不全パンデミック　200
心房細動　71, 173

す

睡眠障害　131

せ

生活指導　105
正球性貧血　80
成年後見人　220

潜在性甲状腺機能低下症　83
せん妄　179

た

退院カンファレンス　192
大球性貧血　80
代諾者　220
大動脈弁狭窄症　172

ち

地域包括支援センター　193
致死性不整脈　173
直接経口抗凝固薬　70

つ

爪白癬　149

て

転倒　38, 72

と

透析低血圧　174
糖尿病　50
独居高齢者　190, 214

な

難聴　30

に

認知機能検査　14

は

排尿日誌　130
反復唾液嚥下テスト　26

ひ

膝痛　250
非たんぱく質カロリー/窒素比　139

索引

病診連携　200
貧血　78

ふ
フードテスト　27
フットケア　148
不眠症　89
フレイル　2, 8, 11, 107, 196

へ
便潜血陽性　119
ベンゾジアゼピン系抗不安薬　40

ほ
膀胱蓄尿障害　130
発作性心房細動　73
ポリソムノグラフィ　91
ポリファーマシー　106, 154, 168

む
むずむず脚症候群　91
むせのタイミング　25

め
メラトニン受容体作動薬　94

や
夜間多尿　131
夜間頻尿　92, 126
薬剤管理　153

ゆ
指輪っかテスト　22

よ
ヨウ素摂取制限　86

り
リハビリテーション栄養　197
倫理委員会　221

れ
レストレスレッグス症候群　91
レム睡眠障害　91

ろ
老嚥　141

わ
ワルファリン　74

現場のお悩みズバリ解決！循環器の高齢者診療"術"

2019年4月5日　発行	監修者　代田浩之
	編集者　荒井秀典，大村寛敏
	発行者　小立鉦彦
	発行所　株式会社　南　江　堂
	〒113-8410 東京都文京区本郷三丁目42番6号
	☎（出版）03-3811-7236　（営業）03-3811-7239
	ホームページ https://www.nankodo.co.jp/
	印刷・製本　日経印刷
	装丁　渡邊真介

Cardiovascular Treatment for the Elderly
© Nankodo Co., Ltd., 2019

定価は表紙に表示してあります．　　　　　　　　　Printed and Bound in Japan
落丁・乱丁の場合はお取り替えいたします．　　　　ISBN978-4-524-24645-8
ご意見・お問い合わせはホームページまでお寄せください．

本書の無断複写を禁じます．
JCOPY〈出版者著作権管理機構　委託出版物〉

本書の無断複写は，著作権法上での例外を除き禁じられています．複写される場合は，そのつど事前に，出版者著作権管理機構（TEL 03-5244-5088，FAX 03-5244-5089，e-mail: info@jcopy.or.jp）の許諾を得てください．

本書をスキャン，デジタルデータ化するなどの複製を無許諾で行う行為は，著作権法上での限られた例外（『私的使用のための複製』など）を除き禁じられています．大学，病院，企業などにおいて，内部的に業務上使用する目的で上記の行為を行うことは私的使用には該当せず違法です．また私的使用のためであっても，代行業者等の第三者に依頼して上記の行為を行うことは違法です．